NÃO, P*RRA!

Outras obras de Sarah Knight

A MÁGICA TRANSFORMADORA DO F*

GET YOUR SH*T TOGETHER

YOU DO YOU

CALMA AÍ, P*RRA!

GET YOUR SH*T TOGETHER JOURNAL

CALM THE F*CK DOWN JOURNAL

NÃO, P*RRA!

como parar de dizer sim
quando você não pode,
não deveria ou
simplesmente não quer

sarah knight

ALTA LIFE
EDITORA
Rio de Janeiro, 2021

Não, Porra! – Como parar de dizer sim quando você não pode, não deveria ou simplesmente não quer
Copyright © 2021 da Starlin Alta Editora e Consultoria Eireli. ISBN: 978-85-5081-556-5

Translated from original F*ck No!. Copyright © 2019 by MCSnugz, Inc.. ISBN 978-0-316-52914-3. This translation is published and sold by permission of Voracious, an imprint of Little, Brown and Company, a division of Hachette Book Group, Inc., the owner of all rights to publish and sell the same. PORTUGUESE language edition published by Starlin Alta Editora e Consultoria Eireli, Copyright © 2021 by Starlin Alta Editora e Consultoria Eireli.

Todos os direitos estão reservados e protegidos por Lei. Nenhuma parte deste livro, sem autorização prévia por escrito da editora, poderá ser reproduzida ou transmitida. A violação dos Direitos Autorais é crime estabelecido na Lei nº 9.610/98 e com punição de acordo com o artigo 184 do Código Penal.

A editora não se responsabiliza pelo conteúdo da obra, formulada exclusivamente pelo(s) autor(es).

Marcas Registradas: Todos os termos mencionados e reconhecidos como Marca Registrada e/ou Comercial são de responsabilidade de seus proprietários. A editora informa não estar associada a nenhum produto e/ou fornecedor apresentado no livro.

Impresso no Brasil — 1ª Edição, 2021 — Edição revisada conforme o Acordo Ortográfico da Língua Portuguesa de 2009.

Produção Editorial Editora Alta Books	**Produtor Editorial** Ian Verçosa	**Coordenação de Eventos** Viviane Paiva eventos@altabooks.com.br	**Equipe de Marketing** Livia Carvalho Gabriela Carvalho marketing@altabooks.com.br
Gerência Editorial Anderson Vieira		**Assistente Comercial** Filipe Amorim vendas.corporativas@altabooks.com.br	**Editor de Aquisição** José Rugeri j.rugeri@altabooks.com.br
Gerência Comercial Daniele Fonseca			
Equipe Editorial Illysabelle Trajano Luana Goulart Maria de Lourdes Borges Raquel Porto Thales Silva Thiê Alves	**Equipe de Design** Larissa Lima Marcelli Ferreira Paulo Gomes	**Equipe Comercial** Daiana Costa Daniel Leal Kaique Luiz Tairone Oliveira Thiago Brito	
Tradução Edite Siegert	**Copidesque** Carolina Palha	**Revisão Gramatical** Aline Vieira Fernanda Lutfi	**Diagramação** Joyce Matos

Publique seu livro com a Alta Books. Para mais informações envie um e-mail para autoria@altabooks.com.br

Obra disponível para venda corporativa e/ou personalizada. Para mais informações, fale com projetos@altabooks.com.br

Erratas e arquivos de apoio: No site da editora relatamos, com a devida correção, qualquer erro encontrado em nossos livros, bem como disponibilizamos arquivos de apoio se aplicáveis à obra em questão.

Acesse o site **www.altabooks.com.br** e procure pelo título do livro desejado para ter acesso às erratas, aos arquivos de apoio e/ou a outros conteúdos aplicáveis à obra.

Suporte Técnico: A obra é comercializada na forma em que está, sem direito a suporte técnico ou orientação pessoal/exclusiva ao leitor.

A editora não se responsabiliza pela manutenção, atualização e idioma dos sites referidos pelos autores nesta obra.

Ouvidoria: ouvidoria@altabooks.com.br

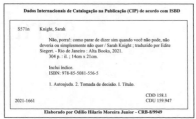

Dados Internacionais de Catalogação na Publicação (CIP) de acordo com ISBD

S571n   Knight, Sarah
       Não, porra!: como parar de dizer sim quando você não pode, não deveria ou simplesmente não quer / Sarah Knight ; traduzido por Edite Siegert. - Rio de Janeiro : Alta Books, 2021.
       304 p. : il. ; 14cm x 21cm.

       Inclui índice.
       ISBN: 978-85-5081-556-5

       1. Autoajuda. 2. Tomada de decisão. I. Título.

2021-1661   CDD 158.1
                 CDU 159.947

Elaborado por Odílio Hilario Moreira Junior - CRB-8/9949

Rua Viúva Cláudio, 291 — Bairro Industrial do Jacaré
CEP: 20.970-031 — Rio de Janeiro (RJ)
Tels.: (21) 3278-8069 / 3278-8419
www.altabooks.com.br — altabooks@altabooks.com.br
www.facebook.com/altabooks — www.instagram.com/altabooks

Sumário

Sobre a Autora **xiii**

Agradecimentos **xv**

O que o mundo precisa agora é de um não, um lindo não **3**

    Eu *sim* do que eu falo **7**

    Transformando o *status quo* em status: Não **13**

Responda Sim ou Não: Como decidir o melhor pra você **17**

    Não é seu inimigo? **20**

    Os Sim, Senhor dão as caras **22**

        Coisas para dizer em vez de sim **23**

        Coisas para dizer em vez de sim **24**

        Coisas para dizer em vez de sim **25**

        Coisas para dizer em vez de sim **26**

        Coisas que são mais insensíveis do que dizer não **33**

Um tipo de não para cada pessoa **34**

Ah, achei que já tinha respondido **37**

Suavize a marretada **40**

BÔNUS: O Não Poderoso **40**

Os Portões do Infernão **42**

Descongestionamento mental: Tutorial rápido **43**

Conte ovelhinhas **44**

Política pessoal **46**

Coisas para negar a Kevin com base em sua política pessoal **47**

Hoje é dia *sem* culpa, bebê **48**

Mas e se eu realmente *não puder* negar? **54**

Preciso? Devo? Farei? **56**

O que vem fácil, se nega fácil **61**

Como dizer o que você realmente quer dizer sem ser realmente malvado **64**

Sinto Muito, Não Sinto Muito **66**

Muito obrigado! **69**

Cenãorios: Rodada prática **70**

Com licença, você se preocupa com as mudanças climáticas? **79**

6 maneiras de dizer não a pessoas tentando convencê-lo **84**

Eu, a mim e comigo **91**

O prazer do não **95**

Virando um Nega-Tudo: Como dizer não a praticamente qualquer coisa 99

Convites **101**

Primeiro: um detalhe sobre os Cagões **103**

    3 coisas para fazer quando o Cagão dominar **105**

RSVP sem arrependimentos **106**

    O motivo é seu **107**

    Mantendo o brilho do não **108**

        TODA AÇÃO PROVOCA UMA REAÇÃO **109**

        É COMPLETAMENTE NATURAL **109**

        SENTIMENTO DE CULPA **110**

        NÃO NEGOCIAMOS COM TERRORISTAS **110**

Cenãorios: festas **111**

    Em cima da hora **116**

    Pena! **119**

    É isso aí! **122**

    Saídas casuais **123**

Pernas curtas **124**

    Não é você, sou eu **125**

    Motivos inespecíficos para recusar **125**

Sumário **vii**

Cenãorios: encontros **127**

Mas você pode ter certeza de que seu telefone irá tocar **129**

Cupido compulsório **130**

Cenãorios: participando e reunindo **131**

Merdas acontecem! **133**

Notas, porra: Edição Convites **134**

Favores **138**

Favores para os quais este livro o ajudará a dizer não **140**

Ei, pode me fazer um favorzinho? **140**

Ei, pode pegar tal coisa no caminho? **142**

Rejeição prematura **143**

Ei, me empresta um dinheirinho? **144**

Doações **145**

Outras coisas que talvez não queira emprestar, para o que "Isso não funciona pra mim" pode ser uma resposta adequada **145**

Empréstimos **146**

Investimentos **147**

Ei, pode me dar uma informação? **147**

Vamos tomar um café? **149**

Nãoselho avançado **150**

PASSO 1: VÁ NÃO PAZ **150**

PASSO 2: SEJA DIRETO (SEM SER CUZÃO) **150**

PASSO 3: SIGA EM FRENTE **151**

Já pensou em ver no Google? **151**

O *nãomento* da verdade **152**

Tem um médico aí? **156**

Ei, pode me dar sua opinião? **157**

SILENCIOSO COMO UM NINJA **158**

E MORTAL, TAMBÉM **159**

5 frases neutras e sem compromisso para tempos difíceis **159**

Questionãodores em série **160**

Adeus, Felicia **162**

Vou fazer uma oferta *recusável* **162**

Notas, porra: Edição Favores **164**

Permissão e Consentimento **166**

Posso subir a bordo, Capitão? **168**

Não, é não **171**

Trabalho e Análogos **175**

Cenãorios: fornecedores **177**

Cenãorios: colegas **179**

E SE SEU COLEGA... **179**

Cenãorios: clientes **184**

E SE SEU CLIENTE... **184**

OPCIONALMENTE, ADICIONE SORRISOS,
GARGALHADAS, PISCADINHAS E/OU ACENOS. **186**

Sumário **ix**

Nem fodendo. 187

E se eu *perder* uma oportunidade: O Cagão no trabalho 188

Voando, voando, só que não! 190

Cenãorios: chefes 193

  E SE SEU CHEFE... 194

  Dr. Não 197

  E se VOCÊ é o chefe? 199

O poder da *nãogociação* 201

  O blefe 203

Notas, porra: Edição Negócios 205

Romances **208**

Cenãorios: romances 210

  Ele disse, ela disse, eles disseram, nós dissemos 210

    E SE A RESPOSTA FOR NÃO QUANDO SUA METADE DA LARANJA... 210

    Coisas que seu parceiro pode gostar e você, não 214

  Você é TDB 215

    Coisas de que sua metade é livre para desfrutar sem você 215

    Mais 7 coisas para as quais a TDB é útil 216

  Fazer ou não fazer, eis a questão 217

    E SE O SEU PARCEIRO... 217

    Amor, você viu a pinça? 220

x Sumário

Ei, já que se levantou...? **220**

Talvez você não deva fazer isso **221**

Tudo se resume à bufunfa (e à buzanfa) **223**

Outros problemas que talvez precisem ser resolvidos antes que queira fazer sexo hoje, amanhã, com mais frequência ou sempre: uma amostra **227**

Notas, porra: Edição romances **229**

Família **232**

Mamãe, [não] quero mamar! **234**

Cenãorios: sogros **236**

Coisas que crianças podem pedir e você não pode, não deve ou não quer dar **238**

Cenãorios: pestinhas **238**

Do jeito que Sarah Knight gosta **239**

Voz normal é a nova voz de bebê **242**

Não, Mas **242**

Cenãorios: pais e irmãos, primeira rodada **245**

3 respostas para "Tem certeza de que não quer mais?" **248**

Ramificando: cenãorios da família mais distante **250**

A casa de praia está livre neste fim de semana? **252**

Cenãorios: pais e irmãos, segunda rodada **252**

Bandeira branca **258**

Cenãorios: pais e irmãos, terceira rodada **260**

Notas, porra: Edição Família **265**

Epílogo **269**

Nem sempre se consegue o que se quer: a parábola **270**

Índice **281**

Sobre a Autora

O primeiro livro de Sarah Knight, *A Mágica Transformadora do F**, foi publicado em mais de 20 idiomas e seu TEDx Talk, "A Mágica do F*", tem mais de 4 milhões de visualizações. Todos os livros de sua série No Fucks Given Guides são best-sellers internacionais, incluindo *Get Your Shit Together*, que esteve na lista de best-sellers do *New York Times* por 16 semanas. Seus artigos foram publicados na *Glamour, Harper's Bazaar, Marie Claire, Red, Refinery29*, e outras. Depois de deixar seu emprego para se dedicar à atividade de freelancer, ela se mudou do Brooklyn, Nova York, para a República Dominicana, onde mora atualmente com o marido, dois gatos adotados e um montão de lagartos.

Você pode saber mais e assinar sua newsletter em nofucksgivenguides.com (conteúdo em inglês), seguir Sarah no Twitter e Instagram @MCSnugz, e seguir os livros @NoFucksGivenGuides (Facebook e Instagram) e @NoFucksGiven (Twitter).

Agradecimentos

Ao longo de cinco No Fucks Given Guides, contando com este, tive o privilégio de trabalhar com o mesmo grupo principal de talentos fenomenais, com meu agente literário e meus editores nos EUA e no Reino Unido. Nós quatro somos basicamente o U2 da publicação — improváveis, firmes e fortes em um mercado de alta rotatividade.

(E, sim, tenho ideias sobre qual membro específico do U2 cada um de nós seria, e não, não vou comprometer ninguém. Você nunca sabe se alguém sonha em ser Larry Mullen Jr.)

Muito antes de os NFGGs brilharem em minha mente e muitos anos antes de Jennifer Joel ser nomeada cochefe de toda a divisão de publicações da ICM Partners (Bravo, JJ!), meu futuro agente me disse para procurá-la com qualquer coisa que eu quisesse escrever. Estava certa de que eu tinha um livro em mim, falou. A primeira ideia que dei foi uma paródia de um guia japonês de arrumação, e ela nem titubeou, porque é uma chefe durona (leia-se: recém-empossada na ICM Partners) e muito boa em prever best-sellers. Devo-lhe minha carreira e sou grata todos os dias por sua orientação, amizade e seu excelente gosto por vinhos comemorativos.

Quando era recruta editorial novato da Little, Brown and Company, Michael Szczerban adquiriu *A mágica transformadora do F** — e hoje é o filho da puta dono da porra de seu próprio selo. Meu trabalho prosperou mais uma vez em suas mãos talentosas, mas desta vez adicionamos seu bebê, Voracious Books, à capa. Parabéns, Mike, agradeço seu apetite voraz por bagaceira, deboche e trocad*alhos*.

O primeiro contato que recebi da minha editora no Reino Unido, Jane Sturrock, continha as palavras: "Quero dizer, vamos lá, sério. Foda-se a ioga." Eu sabia desde aquele momento que formaríamos uma grande equipe, mas não poderia prever que, anos depois, estaríamos no topo da Carmelita House, em Londres, erguendo nossos brindes a milhões de cópias vendidas, número este que ainda está crescendo. Além de visionária, Jane é responsável por todas as partes dos meus livros em que você poderia pensar: *Nossa, isso foi meio cretino, até mesmo para Sarah Knight,* mas só assente e ri ao ler, porque ela já fez o trabalho de sugerir educadamente que eu segurasse a mão antes que fosse para a gráfica. Quase um colete salva-vidas. Obrigada, Jane.

Também sou infinitamente grata aos colegas de Jenn, Mike e Jane (nenhum deles, tenho certeza, se aproveitaria da boa índole do outro para concluir um projeto, porque estavam com muita ressaca para dar conta sozinhos). Eles são:

Loni Drucker, Josie Freedman, Cara Hayes, Tia Ikemoto, Lindsey Samakow e Sarah Wax, da ICM Partners.

Ben Allen, Reagan Arthur, Martha Bucci, Sabrina Callahan, Raylan Davis, Nicky Guerreiro, Lauren Harms, Brandon Kelley, Laura Mamelok, Suzanne Marx, Katharine Meyers, Meg Miguelino, Amanda Orozco, Deri Reed, Imani Seymour, Kim Sheu e Craig Young, da Little, Brown and Company e Voracious Books; Lisa Cahn, minha produtora, da Hachette Audio; Patrick Smith, meu diretor; e Patrick Geeting, meu editor de áudio, da Audiomedia Production.

Katya Ellis, Charlotte Fry, Elizabeth Masters, Laura McKerrell, Ana McLaughlin, Dave Murphy e Hannah Winter, da Quercus Books.

E o pessoal da Hachette Canadá, Austrália e Nova Zelândia, que está comigo desde o início e ajudou a colocar os NFGGs nas listas de mais vendidos na porra do mundo todo.

Obrigada a todos, do fundo do copo do meu Aperol Spritz!

Além da assistência profissional da minha equipe de editores, recebo apoio diário de leitores como você e Halle Berry, que postam fotos e enviam DMs, e-mails e stories do Instagram, me dizendo o quanto amam os NFGGs ou que seu cão comeu um deles. Aprecio isso de verdade. Até aprecio as correspondências ocasionais de ódio, porque me mantêm alerta e me dão motivo para tuitar vingativamente, que é um dos meus passatempos favoritos.

Também gostaria de agradecer aos meus pais, Tom e Sandi Knight, professores aposentados do ensino fundamental, dos quais

Agradecimentos **xvii**

devo ter herdado, de alguma maneira, minha capacidade de fazer com que as crianças se aprumem, mesmo que eu tenha desenvolvido meu estilo no caminho. (Juro, o toque especial é meu. O Sr. e a Sra. Knight não fizeram longas e distintas carreiras nas… práticas não ortodoxas que detalho neste livro.)

Por fim, agradeço a Judd Harris: marido, webmaster, chef particular e *padrastro* relutante de gatos. Sua contribuição nos bastidores para os NFGGs é incomensurável. Ele nomeou o Método Não Sinto Muito, nos deu todas as políticas pessoais, e sempre que precisei de outro exemplo de "algo para o qual não se pode dizer não, que não esteja relacionado a trabalho ou família, nem seja baseado em alimentos, porque acabei de fazer uma piada neste parágrafo sobre Doritos", pude contar com ele para me enviar uma mensagem de texto na mesma hora. E também para me trazer uma tigela de Doritos.

Sim, porra! Aqui estamos nós de novo.

NÃO, P*RRA!

O que o mundo precisa agora é de um não, um lindo não

Por que é difícil pra caralho dizer *não?*

Como o ato de pronunciar uma palavrinha se tornou mais difícil do que todas as coisas que acabamos fazendo, só por não poder, não gostar ou sentir que não deveríamos... apenas educadamente recusar?

O que nos faz virar malabaristas com nossas agendas e esgotar nossas contas bancárias nada abastadas, em vez de expressar um simples: "Não é possível", "Hoje não", ou, "Desculpe, mocinha, mas não gosto de biscoito de escoteira. Tem gosto de areia deprimida".

Pensei muito nessas perguntas desde que escrevi meu primeiro livro: *A Mágica Transformadora do F**. Durante anos, gritei tudo em que acredito em todas as livrarias e em podcasts e entrevistas de TV e rádio por todo o mundo: que é **seu direito viver de acordo com seus próprios termos**. Você pode optar por não participar de eventos, tarefas, despesas, obrigações e até mesmo relacionamentos que não o deixem feliz, sem se sentir culpado por isso.

Em outras palavras — **não há problema em dizer não sempre que quiser, para quem quiser, e você não precisa se desculpar por isso.**[*]

De longe, o questionamento mais comum que recebo de leitores, ouvintes e estranhos nos meus DMs do Instagram é este:

Entendo que você diga que *não há problema* em dizer não — mas como eu faço isso? Como, literalmente, COMO???

Você pode estar se perguntando a mesma coisa.

Na verdade, chuto que você pegou o *Não, porra!* porque está procurando maneiras de superar essa poderosa cisão entre a **vontade de dizer não** e a **pressão de achar que precisa dizer sim.**

Talvez você esteja sentindo a cravada de assumir muitas tarefas no trabalho, muitos projetos na faculdade ou muito trabalho emocional em casa.

Talvez, como minha amiga Lauren, você tenha acumulado centenas de dólares em tarifas de roaming no exterior porque não pode dizer não ao Comitê Nacional Democrático quando este o chama ininterruptamente durante suas férias.

Talvez você tenha tentado dizer não uma ou duas vezes quando realmente importava para você, e não deu muito certo. A represália foram olhares de reprovação, ou tentativas de infligir sentimentos

---

[*] Acredito tanto nessa ideia que criei uma estratégia completa — o Método Não Sinto Muito — para colocá-la em prática. Mais sobre isso mais tarde.

de culpa, ou lágrimas, e então você cedeu, **resignando-se a uma vida de sim porque é "mais fácil" no momento.**

Ah, querido. *Não.*

Mas, ouça, eu entendo. Embora eu tenha escrito um livro sobre o qual a revista apropriadamente chamada *Real Simple* disse: "Aliviará seu espírito e limpará sua agenda, liberando tempo e energia (e horas de Netflix)", reconheço que *A Mágica Transformadora do F** foi focado principalmente **em dizer não** *a sua própria mente.*

E já que você precisa dizer não a si mesmo antes de poder dizê-lo a mais alguém, *Não, porra!* replicará algumas das práticas já recomendadas. Entre os conceitos mais recentes, oferecerei pílulas de sabedoria sobre **o orçamento para ligar o foda-se, o descongestionamento mental, políticas pessoais** e o prazer livre de culpa favorito de todos: meu **Método Não Sinto Muito.**

Depois, levarei tudo para o próximo nível, para o da **aplicação prática, real e ao vivo** — ou seja, **dizer não** *na cara dos outros* (e por correio de voz, e caixas de entrada, e cartões RSVP pré-impressos, e muito mais).

Ah, *SIM*.

Grave minhas palavras malcriadas, você tem em suas mãos uma legítima **enciclopédia de exemplos**, com um **compêndio de réplicas** e uma **infinidade de respostas educadas.** Existem pelo menos 415 maneiras distintas de dizer *não, nein* e *non, merci.*[*] Tem gráficos! E planilhas! E um exercício de preenchimento de la-

---

[*] Muitos mais, na verdade, mas me cansei de contar.

O que o mundo precisa agora é de um não, um lindo não   5

cunas, semelhante ao Mad Libs™, mas que não é chamado de Mad Libs™, porque a marca Mad Libs™ pertence a outra pessoa.

Das preocupações diárias de adicionar eventos a sua agenda e tarefas a sua lista; às esporádicas, mas não menos onerosas, perspectivas de planejar o 25º encontro do ensino médio só porque foi o representante da turma <confere o calendário> 25 anos atrás, ou de executar um projeto grande demais em um prazo curto; ao raro pedido de doar esperma a seu melhor amigo — **se você QUER dizer não, mas não consegue encontrar as palavras para realmente, claramente, definitivamente FAZÊ-LO, será um prazer colocá-las na sua boca.**

Você já foi convidado para o aniversário de um cachorro?

Ou para fazer um trabalho extra sem pagamento extra?

Seu senhorio quer aumentar o aluguel sem consertar o aquecedor de água?

Você está se sentindo pressionado por um estilista excessivamente zeloso a mudar seu estilo?

Seus pais querem que você pelo menos *considere* remover essa tatuagem antes do casamento de sua irmã?

Não tema, eu mostrarei a você **como dizer um não firme e gentil** a todos esses pedidos enervantes e a muitos mais.

Eu digo não o tempo todo — para meus amigos e familiares, para clientes em potencial e para os produtores que querem que eu levante antes das 10h30 para aparecer em seus programas de rádio três fusos horários antes. Às vezes, proponho uma alternativa; às vezes, simplesmente corto. De qualquer forma, a prática leva à perfeição, e este livro cobre toda a extensão do meu arsenal do Não — alguma coisa vai se aplicar a esse bar mitzvah que você pensa em como evitar há 12 anos.

Sim, hoje em dia dizer não é meio que minha especialidade. Mas minha vida nem sempre foi *Não, obrigada!* e *Foda-se!*

Não, não foi mesmo.

Eu *sim* do que eu falo

Antes de me tornar podadora de renome internacional, **eu era a garota-propaganda do sim querendo dizer não** — e ficava me perguntando por que, em nome de Deus, pensava que: "Claro que faço seu chá de bebê na minha casa!" era mais fácil e melhor do que simplesmente encontrar uma maneira de recusar. (Se você está familiarizado com meu trabalho, este exemplo *em particular* é um indicativo de que eu ainda não tinha adotado a postura foda-se.)

Com 30 e poucos anos, eu era **livre-docente em querer agradar**. Dia após dia, você me ouvia dizer: "Sim, não há problema", e, "Ok, posso fazer isso!"

Mesmo quando *era* um problema e eu não *conseguiria* dar conta. Ou não *deveria*.

Ou simplesmente *não queria*.

Às vezes, me sentia impotente diante da pressão dos colegas. **Às vezes, me pressionava demais**. E, com frequência, não ouvia a vozinha na minha cabeça me alertando de que dizer sim era uma má ideia; eu dizia sim e esperava que não fosse *tão* ruim assim.

Leitor, quase sempre era *tão ruim assim.*

Uma pequena lista de coisas para as quais me arrependo de ter dito sim durante as primeiras três décadas de vacilo inclui:

- Fazer a lição de casa de outras pessoas;
- Mentir para encobrir um amigo;
- Fazer sexo com uma pessoa desagradável;
- Fazer trilha;
- Comer sushi;
- Aceitar trabalhos por menos dinheiro do que eu merecia;
- Começar a impressão de uma ficção científica condenada na última editora em que trabalhei;
- Deixar outra pessoa reservar passagens aéreas, o que resultou em uma viagem de Montana para Nova York via SEATTLE.

(Na verdade, você não viveu até passar duas horas voando para o Oeste ao lado de uma senhora em pânico que se esqueceu de levar os remédios para uma doença indeterminada, só para pousar em *Seataque* para uma escala de cinco horas e voltar, percorrendo o país inteiro em um pernoite, para Newark.)

Todos esses sim lamentáveis — e milhares mais — acabaram se acumulando até meu ponto de ruptura pessoal. Eu não diria que *surtei*, mas abri mão de minha carreira de 15 anos como editora em

8 Não, porra!

Nova York para trabalhar como freelancer e morar em uma minúscula cidade do Caribe, com cerca de 8,6 milhões de pessoas a menos para me pedir para fazer favores de merda a qualquer hora.*

Ao fazer essas grandes mudanças na minha vida, me vi dizendo alguns **Grandes e Existenciais Nãos**: às expectativas de longa data para minha carreira e futuro; ao ritmo e à pressão da cidade, mas também ao conforto e à conveniência do primeiro mundo; a sentir frio; e a sempre usar Spanx por qualquer motivo.

Ironicamente, foi só depois que fiz todo esse trabalho pesado que percebi **quantos (dica: MUITOS) menores, mas não menos significativos, nãos estavam em jogo:**

Adicionar um item desnecessário à minha lista de tarefas? *Não.*

Anotar um evento indesejado na minha agenda? *Não, obrigada.*

Gastar uma quantia ímpia para fazer algo desagradável? *Não, porra!*

Para ser justa, talvez depois de ter conseguido um emprego, uma casa e se instalado em um país por seis meses, você se sinta ansioso por alguma ação, mas devo dizer que essa abordagem funciona bem para mim. Agora, além de a minha vida estar praticamente livre de merda que não posso, não devo ou não quero fazer, **tenho mais oportunidades de dar um** *Sim!*, **sincero e entusiasmado,**

---

* Se não conhecia essa parte da minha história, agora você sabe o contexto quando começo a falar sobre "minha antiga vida corporativa" e as abundantes palmeiras, lagartos e gatos selvagens que atualmente habitam meu quintal.

O que o mundo precisa agora é de um não, um lindo não   9

a coisas que considero interessantes, motivadoras e importantes — e fazê-las me sentindo bem e feliz.

Por exemplo, optando por não seguir o cronograma estrito da vida corporativa, consegui cultivar novas amizades em minha nova cidade durante almoços sem pressão no meio da minha jornada de trabalho. Ao dedicar menos do meu poder cerebral a pequenas queixas em escritórios, comecei a aprender espanhol. E gastando menos dinheiro com o privilégio de existir em Nova York, dedico mais às causas que admiro. Tudo com resultados fabulosos.

O mais importante é que, desde o Grande Colapso Pessoal e Profissional de 2015, publiquei cinco guias foda-se, duas revistas e um calendário de páginas por dia repleto de **conselhos profanos sobre saúde mental e felicidade**. (A *Observer* me apelidou de "antiguru", um apelido que considero preciso e encantador.) Esse foi um sonho que se tornou realidade E um teste de minha capacidade de dizer não quando preciso; como se vê, como toda a minha tolice sancionada pelo editor acontece em um prazo bastante rígido, não estou muito menos ocupada do que quando eu agradava todo mundo na hierarquia corporativa em Nova York.

Ahá!, você pode estar pensando. *Você disse não e acabou de volta onde começou. Não há esperança para o resto de nós!*

Não tão rápido, Carl Lewis.

Sim, ainda estou ocupada **com o que *quero* e *preciso* fazer**. A diferença é que agora **estou confortável em dizer não a todo o resto** que tornaria minha vida *ainda mais ocupada e/ou menos agradável*.

10 Não, porra!

Quer dizer, eu poderia continuar deixando sentimentos de culpa e obrigação me fazerem dizer sim a cada convite que recebo ou favor que me é solicitado quando tenho tempo — de qualquer forma, meus livros serão entregues dentro do prazo porque sou uma perfeccionista ferrenha, intrinsecamente incapaz de agir diferente —, mas eu me sentiria infeliz.

Não, obrigada!

E **dizer "não" não se resume em sacrificar a diversão ou acabar com a alegria alheia**, a questão é que você não pode dizer sim a elas sem foder sua própria vida.

Isso é só o começo.

Dizer não é **definir e proteger todos os tipos de limites — mesmo quando você tecnicamente** *poderia* **dizer sim, mas** *não* *deveria* (veja acima: "Tenho tempo, mas eu me sentiria infeliz."), ou, francamente, **poderia, mas** *simplesmente não quer*.

Isso mesmo, pé na jaca: digo não a convites, atividades, férias e ofertas objetivamente boas e interessantes, não porque eu tenha algo *melhor* ou *mais importante* para fazer, mas porque EU. NÃO. QUERO. FAZER. *ISSO*.

Ainda sinto uma pontada de culpa quando os amigos me convidam para jantar e, em vez de dizer sim, porque é um bom convite e provavelmente será divertido, e eu realmente não tenho mais nada para fazer, digo não porque, para ser sincera, prefiro comer um recipiente inteiro de homus e ir para a cama às 21h acompanhada de metade de um Ambien e uma espessa camada de hidratante para os olhos?

Claro que sim. Os antigurus também são humanos.

Mas, como em qualquer empreitada que exija força de vontade — como começar uma dieta ou a academia, parar de fumar ou abster-se de pular por cima da mesa para esganar o consagrado do outro lado —, **me concentro nos benefícios em longo prazo**, mesmo que pareça difícil, errado ou antinatural em curto prazo.

Além disso, **não vejo mais o "não" como algo negativo** (desapontar pessoas, rejeitar amigos, perder a diversão); **mas positivo** (relaxar, passar um tempo sozinha, dormir ou fazer um trabalho, qualquer que seja).

É uma revelação, creia-me.

Por tentativa e erro, e impulsionada pelos frutos do meu sucesso inicial, me treinei para superar o desconforto e dizer não sempre que preciso para meu próprio bem-estar — seja porque **NÃO POSSO, NÃO DEVO** ou **NÃO QUERO** fazer algo. Do contrário, é minha culpa comer uma Bloomin' Onion no Outback pela terceira vez na semana só porque meus colegas de trabalho me pediram para me juntar a eles no happy hour e não descobri como dizer: "Hoje não, obrigado!"

(Esse foi um exemplo hipotético, pois atualmente moro em uma pequena vila de pescadores na República Dominicana, onde não há franquias e não tenho colegas de trabalho. Mas você entendeu.)

Enfim, tudo isso é para dizer que Shonda Rhimes (autora de *O Ano em que Disse Sim*) pode ter seu *Ano do Sim*. Estou superfeliz com minha vida de não.

E você também pode ser.

Transformando o *status quo* em status: Não

Juntos, vamos **reformular a conversa, reabilitar a palavra e tirar o estigma do ato de dizer *nyet*.***

Você para de pensar no "não" como rude, mal-educado e simplesmente inaceitável, e começa a pensar nele como fácil, perfeitamente educado e eminentemente justificável, na verdade.

Como uma tigela de carboidratos antes de uma grande noitada, a Parte I deste livro estabelece uma base — de **teoria, estratégia e técnica** para todo o trabalho prático por vir. Inclui:

- Por que digo sim a porra do tempo todo? (um questionário);
- Método Por que Sim/Quando Não;
- Nãos diferentes para pessoas diferentes;
- O Poder do Não;
- Estabelecer limites;
- Culpa: Algumas observações;
- Eu realmente *preciso*? (um fluxograma);
- Como dizer o que realmente quer dizer sem ser mau;
- Uma rodada de treino com vizinhos, vendedores e pessoas de quem nunca gostou no ensino médio e ainda não gosta;
- O prazer do não;
- E muitas dicas para todas as ocasiões!

---

* Isso é russo para "não". Como em: "Não, não aceitarei interferência estrangeira nesta eleição." FOI TÃO DIFÍCIL!

O que o mundo precisa agora é de um não, um lindo não

Na Parte II, usaremos todas as opções acima. Capítulo por capítulo, dou **centenas de exemplos concretos de coisas para as quais deve ou precisa dizer não**, como fazê-lo e as vantagens. CENTENAS, TÔ DIZENDO.

E *Não, porra!* não é apenas um compêndio de réplicas atrevidas e "dane-se" temperado. (Embora também seja.) Quero que deixe este livro com uma apreciação mais profunda de **quão melhor sua vida pode ser quando você diz não com confiança** — sem culpa, estigma, medo ou arrependimento.

Quero **transformar a maneira como abordamos os convites** — vendo-os como ofertas de boas-vindas, não como obrigações intimidadoras. Quero que **nos sintamos bem em fazer favores quando pudermos e que paremos de nos sentir mal quando não pudermos**. Quero ajudar você **a eliminar as coisas que não deveria estar fazendo, para que possa aproveitar e ter sucesso com as que deveria**. Quero que os parentes **ouçam e se comuniquem melhor uns com os outros**, especialmente aqueles que não querem aparecer todas as vezes, em todas as ocasiões.

Ao longo do caminho, discutiremos:

O *Não* é uma opção. E não é apenas para cartões RSVP. É para os colegas que pedem que os cubra pela terceira vez na semana. É para primos que pedem empréstimos sem juros. É para chefes que querem que você trabalhe demais e clientes que querem pagar muito pouco. É para filhos, namorados, colegas de quarto, operadores de telemarketing e terceiras doses de tequila.

14   Não, porra!

O *Não* é uma moeda de troca. Digamos que ele pode gerar menos compromissos e menos problemas — mas também pode gerar mais, como um aumento ou uma promoção. Tudo depende de como você o maneja. Darei muitas variações para jogar.

O *Não* é o arauto da transformação. O consentimento é uma das questões mais prementes do nosso tempo, e todos podem usar uma lição extra sobre como dar, reter e identificá-lo. Abordarei a importância de estabelecer e impor limites (íntimos ou não), e celebrar seu direito e privilégio de fazê-lo.

Por fim, quero ajudá-lo a **repensar o que significa *responder um não*** e, então, sair e fazê-lo para que **outras pessoas tenham que repensar o que significa *aceitá-lo*.**

Estamos juntos nisso, pessoal. Precisamos nos sentir à vontade em dizer não em prol de nossa saúde e à de nossos relacionamentos com familiares, amigos, parceiros, chefes, colegas, clientes, senhorios, colegas de quarto, alunos, professores, colegas de equipe, treinadores e todos os outros que precisarem ouvi-lo.

***Não* é uma resposta aceitável.** É hora de começar a usá-lo.

1

RESPONDA SIM OU NÃO:
Como decidir o melhor pra você

Para começar, analisaremos **todos os motivos que fazem as pessoas dizerem sim quando querem dizer não** — e, mais especificamente, todos os seus motivos.

Você é um **clássico compulsivo por agradar**? Você, em seu detrimento, se preocupa mais com os outros do que com você mesmo? Você **tem medo de perder algo** — a diversão, as oportunidades ou os "likes" no Instagram? Você quer **se superar**? Ou, no fim das contas, você é só **um bosta de um bunda-mole**? (Esqueci de mencionar: se pensou que terminaria este livro sem ter que se preocupar com seus problemas, você não me conhece muito bem.)

A seguir, **conheceremos seu inimigo, o Sim, Senhor**, e mostrarei **quatro caminhos simples e confiáveis para a Zona do Não** — além de algumas técnicas de bônus para você se tornar **um negador de alto nível**. E, como todos vivemos no mundo real, com problemas e desafios que precisam ser enfrentados, mesmo quando não queremos, também vou oferecer diretrizes para descobrir **quando você realmente *precisa* dizer sim**.

Sente cheiro de fluxograma? PORQUE EU, SIM.

Vamos mapear todos os seus **limites**; falaremos sobre **culpa**; falaremos sobre **mudar sua mentalidade**; e estabelecerei uma estratégia sustentada pelos meus estudos anteriores sobre o foda-se, **que será o padrão-ouro de Como Dizer Não**. Depois, mostrarei como adaptar tudo para se adequar às suas particularidades, porque a prata e o bronze não fazem nem cócegas.

Depois disso, **uma rodada de treinos para deixar seu não tinindo**, e encerrarei a Parte I dando uma olhada no bem maior — **a forma como dizer não também pode melhorar a vida dos outros**. (Fique à vontade para fingir que você só está lendo por isso. Não vou contar.)

Enquanto isso, é hora de abrir sua mente e afiar sua língua. A partir desta página, o sim levou um *safanão*.

Não é seu inimigo?

Quando você diz sim o tempo todo, fica **sobrecarregado, excessivamente ocupado, esgotado e fodidamente cansado**. Mas você já sabe disso ou não estaria aqui. Então, em vez de pensarmos no efeito, vamos investigar a causa.

O que o motiva a seguir o caminho tortuoso para o Rio Canseira em vez de pegar um voo para o Não-deste?

Talvez você se identifique como um **compulsivo por agradar**, o que não é em si uma qualidade terrível, pois você é confiável, prestativo e, nossa, um parceirão! Mas se passa seus dias fazendo merda apenas porque sente que deveria ou por quer que as pessoas gostem de você, mesmo que isso o mate, bem, talvez *seja* um pouco terrível.

Apenas dizendo o que penso.

Só que eu já estive do outro lado e, no espírito de expor nossos problemas, vou lhe dizer que tive dificuldade em dizer não por outros motivos também. Por exemplo, sou **competitiva**; não gosto de admitir a derrota e, às vezes, dizer não parece uma perda. Além disso, sou conhecida por achar que estar ocupada é o mesmo que ser virtuosa, e tenho orgulho de ser o tipo de garota com quem você pode contar para fazer merda. (Se esse orgulho vale o esforço extraordinário despendido para alcançá-la é, como dizem, o xis da questão.)

Mas e você?

20 Não, porra!

Ou, para começar, o coletivo "você" que serviu de base para minha inspiração e conclusões ao longo do livro.* Enquanto escrevia *Não, porra!*, **conduzi uma pesquisa anônima** que perguntou às pessoas quais são suas motivações para dizer sim quando realmente querem dizer não. (Não me escapou que esse feedback foi coletado por várias pessoas que disseram "sim" a uma pesquisa online. Agradeço sua bunda-molice.)

Entre as respostas mais populares apareceram:

Sinto que não tenho escolha;

Me sinto culpado;

Não quero ser rude;

Não quero parecer preguiçoso;

Posso me arrepender depois;

É que sou um bunda-mole mesmo.

Se alguma delas lhe parece familiar, estou aqui para lhe dizer — especificamente para VOCÊ — que você tem escolha e pode dizer não sem se sentir culpado, ser grosseiro, parecer preguiçoso, ser maltratado ou ficar destruído pelo medo de perder.

Mas, primeiro, você precisa **descobrir por que diz sim o tempo todo.**

---

* Um livro que não deve ser considerado academicamente rigoroso ou cientificamente sólido, para sua informação. Meu editor gosta quando lanço esse pequeno detalhe logo de cara.

Os Sim, Senhor dão as caras

Após uma profunda comunhão com todos os problemas, inseguranças e micromasoquismos revelados pela pesquisa, criei quatro categorias que servirão como seu diagnóstico de base durante *Não, porra!*:

O Compulsivo por Agradar;

O Superador;

O Cagão;

O Bunda-mole.

Estes são os quatro tipos de Sim, Senhor. Qual é o seu?

Vamos passar esta seção entendendo e o restante do livro aprendendo o que fazer a respeito. Porém, ao ler as descrições nas páginas a seguir, **não se apegue à primeira noção na qual se reconhecer e pule o resto**. Todos nós temos vários tipos.

Por exemplo, sou uma Superadora Compulsiva por Agradar (ou uma em recuperação, pelo menos). Nunca me identifiquei como Bunda-mole, mas há uma primeira vez para tudo, então não descartarei a possibilidade. E, quanto ao Cagão (quem tem medo de perder, da maneira comumente entendida de perder algo divertido), sinceramente estou contente em deixar outras pessoas irem a festas e outros eventos sem mim. Gosto muito do meu sofá. Mas experimento o sentimento de que *devo dizer sim quando quero dizer não* de outras maneiras — como quando se trata de perder uma oportunidade de negócio. Eu me preocupo que, se eu disser não dessa vez, possa fechar uma porta potencialmente lucrativa para sempre; não quero agora, mas não quero *não ter a opção* no futuro.

(Estranhamente, embora me lembre de várias ocasiões em que não deveria ter dito sim a uma "oportunidade", que acabou sendo um fracasso total, não consigo me lembrar imediatamente de uma situação em que me arrependi de ter dito não. Hm, interessante.) De qualquer forma, vamos conhecer os Sim, Senhor, beleza?

O Compulsivo por Agradar

Você diz sim quando quer dizer não porquê...

Odeia decepcionar os outros. Você se sente obrigado. Você se sente culpado. Quer que as pessoas gostem de você e/ou não quer ser rude. Você é uma pessoa legal que, às vezes, é legal demais em detrimento do seu próprio bem. Você diz sim a amigos e familiares necessitados, mas também a inimigos, estranhos e testemunhas de Jeová, para que não se sintam mal. Você concorda com encontros pelos quais não está interessado e faz favores como se não houvesse amanhã.

> ### Coisas para dizer em vez de sim
>
> "Você consegue sem mim."
>
> "Não gosto de comida tailandesa. Vamos comer outra coisa."
>
> "Não posso pagar."
>
> "Sinto muito, mas essa calça não fica bem em você."

Dizer não, em vez disso, o ajudará...

Responda Sim ou Não   23

A dar o valor necessário a sua própria felicidade. Pessoas que não têm os melhores interesses no coração pararão de tirar vantagem de você. Você ganhará mais tempo livre, além da energia para aproveitá-lo. **Torne-se compulsivo por Se agradar!**

O Superador

Você diz sim quando quer dizer não porquê...

Você é o único apto a fazer algo, porque fará melhor. Você é perfeccionista. Você não quer que ninguém pense que está sendo preguiçoso. Gosta de receber crédito. É competitivo com os outros e/ou sempre procura se superar, por isso assume tarefas extras, projetos elaborados e prazos insanos, como se tivesse recebido todo o estoque mundial de Adderall. Seu desejo de dar cabo de tudo, às vezes, faz tudo dar cabo de você.

Coisas para dizer em vez de sim

"Não tenho tempo agora."

"Isso está acima do meu orçamento."

"Eu não preciso avaliar isso. Confio em você."

"Eu estou de férias."

Dizer não, em vez disso, o ajudará...

A delegar mais e a surtar menos. Você deixará de se resignar a "fazer tudo" e ficará empolgado em "fazer o que quer". Você poderá se concentrar melhor em menos coisas, preparando-se para o sucesso no que é mais importante para você. **Isso sim é uma superação real.**

O Cagão

Você diz sim quando quer dizer não porquê...

Embora você não necessariamente ame a sensação de assumir muitos compromissos, tem medo do que pode acontecer se não o fizer. Você tem medo de perder algo divertido ou uma oportunidade que *possa ser* gratificante — financeira ou não. Você sente que há algo errado com você por não querer as coisas que as outras pessoas querem. (Observação: O medo do que as outras pessoas pensam se encaixa no "Compulsivos por Agradar".) Você é regido pelo arrependimento. Você vai a festas e viagens, mesmo quando não está tão empolgado com elas, e SEMPRE participa das reuniões. Você fica comprometido demais e, em última instância, desapontado.

Dizer não, em vez disso, o ajudará...

A deixar de lado as expectativas (*suas* e *dos outros*) que não lhe atendem. Você elimina a ansiedade sobre suas escolhas e se torna mais confiante nelas. E você estará totalmente presente, comprometido e empolgado com as coisas para as quais realmente deseja dizer sim. **Transforme esse comportamento Cagão em Pimpão!**

> **Coisas para dizer em vez de sim**
>
> "Devo confiar nos meus instintos."
>
> "Lembro como foi a última vez."
>
> "Haverá outras oportunidades."
>
> "É minha decisão, e tudo bem."

O Bunda-mole

Você diz sim quando quer dizer não porquê...

Não gosta de confrontos. Prefere o caminho de menor resistência. Você se rende a negócios da China e não consegue recusar operadores de telemarketing, crianças choronas ou gatos manipuladores que definitivamente já foram alimentados, mas são muito fofos. Você tem pouca força de vontade, é indeciso e "segue o fluxo" logo acima da beira das cataratas.

Dizer não, em vez disso, o ajudará...

Coisas para dizer em vez de sim
"Não fico confortável com isso."
"Sou imune aos seus encantos."
"Valho mais do que isso."
"Objeção, Meritíssimo."

A ganhar em vez de perder (tempo, energia, dinheiro, sucesso, respeito... a lista continua). Você cumprirá suas metas em vez de se desviar delas. Será admirado por sua coragem e inteligência. Vai parar de dar a mão e economizar o braço. **Não há problema em recuar.**

Esses são os Sim, Senhor. Reconhece alguém próximo?

Agora, para essa merda fazer sentido, faça o teste a seguir e escolha a resposta que melhor representa o que você faria na situação em questão. Se não conseguir decidir, escolha mais de uma opção. Esta é apenas uma ferramenta diagnóstica divertida; não vou enviar os resultados ao comitê do Nobel nem nada.

Por que digo sim a porra do tempo todo? (um questionário)

Seu chefe lhe oferece uma promoção que vem com mais responsabilidades e um título melhor, mas sem pagamento adicional. Você aceita sem discutir porque:

a) Eu odiaria parecer ingrato.

b) Eu realmente quero esses novos cartões de visita. Vou trabalhar no aumento em breve.

c) Se eu pedir mais dinheiro, meu chefe pode mudar de ideia sobre a coisa toda.

d) Se eles pudessem ter me dado um aumento, teriam feito, certo? Suponho que simplesmente não é possível.

Seu amigo pede que você o acompanhe em um evento superchique e exclusivo. ESTA NOITE. Você não quer ir, mas diz sim porque:

a) Não quero que meu amigo fique constrangido indo sozinho.

b) Não é tão difícil encaixar uma festa na agenda. (Além disso, faço um corte de cabelo rápido no horário de almoço.)

c) Algum dia *vou querer* ir a uma dessas festas chiques, e se eu disser não hoje à noite, talvez nunca receba outro convite.

d) É fácil me convencer.

Seu colega de trabalho lhe pede para dar conta de uma tarefa em pouco tempo, porque não conseguiu fazê-la dentro do prazo. Você fica irritado, mas diz sim porque:

a) Sempre tento ajudar.

b) Essa é minha vida. Resolvo as merdas alheias.

c) E se eu precisar da ajuda *dele* um dia? O que posso fazer?!

d) Não sei, me sinto estranho negando.

O professor do seu filho quer um acompanhante de última hora para a excursão. Você não tem tempo e está atolado com todas as suas outras responsabilidades, mas diz sim porque:

a) Odeio deixar as pessoas em apuros.

b) Eu posso resolver isso; basta um monte de reorganização.

c) Posso me arrepender quando vir outro pai Instagramizando meu filho no museu de ciências. (Mesmo já tendo ido lá com ele. Duas vezes.)

d) Eu não sei. O professor pediu de forma tão gentil...

Um cliente bom, mas exigente, pede que você conclua um grande projeto em um prazo ridiculamente apertado. Você sabe que será doloroso, mas concorda porque:

a) Quero que ele fique satisfeito.

b) "Prazo ridiculamente apertado" é meu nome do meio.

c) Se eu recuar e eles entregarem esse projeto a outra pessoa, posso perdê-los como cliente.

d) Nunca disse não a eles, então não posso dizer agora.

Um de seus amigos sempre espera que você esteja lá para lidar com as consequências de suas más decisões, e atualmente está enfrentando a terceira crise em poucas semanas. Você está realmente ocupado e tentado a deixar essa última chamada ir para o correio de voz, mas atende porque:

a) Me sinto culpado por não atender.

b) Quero ser o tipo de pessoa que sempre tem tempo para meus amigos, não importa o quão ocupado esteja.

c) Se eu não responder e convencê-lo a ter bom senso, será que perderei a oportunidade de acabar com a loucura dele?

d) É mais fácil atender a essas ligações do que explicar a ele por que seria ótimo receber menos dessas ligações.

Seus colegas de trabalho o convidam para socializar depois do trabalho. Você está exausto, mas diz sim porque:

a) Não quero que pensem que não gosto deles (mesmo que eu não goste).

b) Dormir é para os fracos!

c) *Poderia* ser uma boa oportunidade de networking.

d) Eles vão continuar insistindo até eu ceder.

Responda Sim ou Não 29

Seus pais decidem fazer uma viagem em família ao Grand Canyon. Você pretendia usar seus dias de férias (e orçamento) em outra coisa este ano, mas diz sim porque:

a) Não quero magoá-los.

b) Talvez eu possa fazer as duas coisas se trabalhar horas extras e planejar com cuidado.

c) E se esta for minha última chance de fazer uma viagem como essa antes que fiquem muito velhos para viajar?

d) Sinto que não tenho escolha quando se trata de família.

Por que digo sim a porra do tempo todo? (os resultados)

Se marcou a maioria A... você é Compulsivo por Agradar.

Se marcou a maioria B... você é Superador.

Se marcou a maioria C... você é um baita de um Cagão.

Se marcou a maioria D... você é um Bunda-mole.

E se tiver uma mistura homogênea da maioria das letras... você precisa mais deste livro do que o elenco de *The Departed* precisa de um treinador de sotaque. Não se preocupe. Ao contrário do sotaque de Boston de Martin Sheen, isso é totalmente normal.

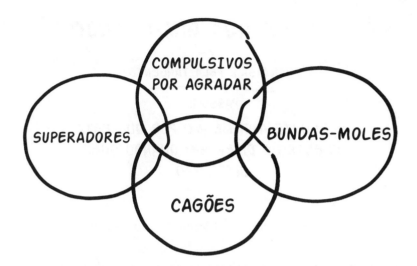

Ao longo do livro, continuarei pedindo que pense sobre **por que está prestes a dizer sim quando realmente quer dizer não.**

Estou fazendo isso porque você precisa, honesta e delicadamente, confrontar a fonte de seus problemas. Caso contrário, você não passará da pessoa que diz: "Quero parar de fumar, mas é tão difícil quando bebo", para quem digo: "Ok, então, acho que fumar (dizer sim) não é seu verdadeiro problema. Beber (ou seja, sentir-se culpado/obrigado/motivado) é. Vamos trabalhar nisso!"

A menos que você não queira mesmo parar...? Certo. Vamos em frente então.

Na próxima vez em que você se encontrar nessa situação, faça uma pausa e pergunte a si mesmo POR QUÊ. Chamo isso de **Método Por que Sim/Quando Não para Sair pela Tangente**

MÉTODO POR QUE SIM/QUANDO NÃO

PARA SAIR PELA TANGENTE

PASSO 1:

PERGUNTE A SI MESMO POR QUE ESTÁ PRESTES A DIZER SIM QUANDO QUER DIZER NÃO.

É um método muito fácil, pessoal. Só um passo. Experimente, assim:

Posso dar um desconto a esse cliente ou estou cedendo apenas para evitar confrontos?

Devo me voluntariar para presidir esse comitê ou meu ego está tirando mais proveito disso do que a causa?

Realmente quero fazer rafting ou só tenho medo de perder as curtidas no Instagram? (Vamos lá, seja honesto.)

Quaisquer que sejam seus problemas — culpa, obrigação, orgulho, medo etc. — **RECONHECÊ-LOS é o primeiro passo para ENFRENTÁ-LOS**; afinal, como você pode mudar sua mentalidade sem conhecer suas estruturas? Felizmente, quando estiver pronto para fazer essas alterações, **há tantas maneiras de dizer um não bem-sucedido quanto havia razões para se relegar a um sim duvidoso**. Nenhum nirvana está mais perto do que você pensa.

Pessoalmente, quanto mais pratiquei, mais confortável fui ficando com uma resposta curta e doce versus uma explicação longa e detalhada. Mas sei que esse não é o caso de todos — especialmente de um determinado podcaster chamado Matt.

Em 2018, Matt me convidou para seu programa e começamos a dizer não às pessoas e coisas com as quais você não se importa ou não quer fazer. Recentemente, dei uma palestra TEDx sobre esse tópico, na qual afirmei que "tudo o que você precisa fazer é dizer as palavras: *Não, obrigado, não tenho tempo, não posso pagar.* Você pode até dizer: *Não quero*, e, confie em mim, o mundo não vai acabar".*

Matt não tinha tanta certeza disso.

"Você pode ajudar nossos ouvintes a elaborar algumas boas negativas?", perguntou. "Além de um simples não — já que as pessoas podem querer algo mais delicado."

Respondi que, na minha opinião, **não é falta de tato nem é necessário explicar demais**, mas ele insistiu.

"Tudo bem, mas e se você *tiver* tempo e *puder* pagar? E se não quiser mentir, mas também quiser ser legal?" Matt se desculpou por ter sido, como ele disse, "jeitoso", mas permaneceu sedento pelo máximo de exemplos específicos que eu pudesse lhe dar.

> **Coisas que são mais insensíveis do que dizer não**
>
> Mostrar a língua;
>
> Gargalhar loucamente;
>
> Mostrar o dedo do meio;
>
> Arriar as calças e mostrar a bunda.

---

* Tire 12 minutos do seu dia: https://tinyurl.com/yxu9exkg [conteúdo em inglês].

Bem, Matt, espero que você esteja lendo. PORQUE É EXATA-MENTE SER DIPLOMÁTICO O QUE NOS INTERESSA.

Um tipo de não para cada pessoa

Compulsivos por Agradar cheios de culpa, Superadores subjugados, Cagões com medo até de gato e "sou só um Bunda-mole" abrigam uma variedade de motivações e gatilhos, e todos podem ser neutralizados com um dos **quatro protótipos a seguir para dizer não, falar sério e ser ouvido:**

O Não na Lata

Simples, direto e inegociável. Pode ser um simples *Não;*[*] um mais gentil *Não, obrigado*; ou um pouco mais explicativo *Desculpe, não tenho tempo/não posso fazer isso/não posso pagar*. De qualquer forma, a mensagem e a forma como é transmitida implicarão que este é o fim da conversa. Engole essa, Matt.

Exemplo: Seu vizinho Ken pergunta se você estaria interessado em ajudá-lo a limpar a fossa séptica no sábado. Experimente dizer: "Não. Próxima pergunta?", e garanto que Ken ficará tão perturbado ou impressionado com sua abordagem de choque e temor que a abandonará como se fosse um esgoto fervilhante.

---

[*] Uma palavra, uma sentença completa. Direto e reto.

34 Não, porra!

- Prós: Dá conta do recado com tempo e esforço mínimos.
- Contras: Um Não na Lata é o não mais provável de causar ofensa. A culpa não é sua, mas, para obter melhores resultados ao lidar com almas sensíveis, não há mal em fazer como em *This Is Spinal Tap* e colocar o botão do amplificador no onze. (Veja a página 64: "Como dizer o que você realmente quer dizer sem ser realmente malvado.")
- Recomendado para: Todos, mas principalmente para Compulsivos por Agradar e Bundas-moles. Quanto mais cedo e mais claramente você cortar perguntas e propostas indesejadas, melhor.

O Não por Enquanto

Não o confunda com um "talvez" disfarçado — não deixaremos nossos amigos, familiares e colegas em situação ambígua. No entanto, se deseja ou precisa recusar agora, mas não necessariamente deseja encerrar uma oportunidade de diversão ou lucro *mais tarde*, esse é seu tipo de não, Joe.

Exemplo (para diversão): Seus amigos estão organizando um encontro na praia neste verão. Está fora da sua faixa de preço, mas você já sente o Cagão se instalando como um rosé enlatado no fundo do cooler. Em vez de um Não na Lata, você pode dizer: "Eu adoraria participar, mas não posso pagar. Se prometerem me chamar novamente no próximo ano, começo a economizar agora *e* levo uma caixa de La Croix para a casa." Dessa forma, você não estoura seu orçamento, seus amigos entendem que você gostaria de ter outra chance (para a qual você pode se preparar) e quem sabe — talvez alguém o convide como hóspede de fim de semana, sem direito a biquíni.

Exemplo (para negócios): A família de cujo cachorro você cuida tem que deixar a cidade de repente e lhe pergunta se você está disponível. Infelizmente, você tem um grande teste para fazer, e esse é um momento muito ruim para dirigir por três cidades para passear com Nigel, o husky hiperativo, três vezes por dia. Ainda assim, você tem medo de dizer não e potencialmente perder o bico. Então... que tal dizer exatamente isso?

"Pena, não posso dessa vez, mas espero ainda ser sua prioridade no futuro. Adoro aquele cachorro insano e odeio perder trabalho por causa de uma agenda impiedosa!"

- Prós: Facilidade de uso a curto prazo.
- Contras: A técnica importa, para que você não pareça insensato. (Veja o quadro "Ah, achei que já tinha respondido".)
- Recomendado para: Cagões e Superadores.

Dica de Uso: Seja explícito. Revelar seu lado Cagão mostra que você não é loucão nem força a barra. As pessoas ficarão mais inclinadas a lhe dar outra chance em outra ocasião — que é o que você estava esperando em primeiro lugar. E isso é MERDA (MElhor Resposta Das Alternativas)!

> **Ah, achei que já tinha respondido**
>
> Se me permitir uma digressão, um dos meus maiores ódios de estimação — em algum lugar entre pessoas que falam alto no transporte público e adultos andando de bicicleta na calçada* — é quando as pessoas insistem em dizer que já tinham respondido, quando não apenas não responderam, como *sabem* que não o fizeram e agora *estão mentindo*. Isso não é um Não por Enquanto — é papo furado. Tenho dois amigos que fazem isso regularmente e digamos que um deles não é mais meu amigo e o outro está em liberdade condicional. Se você não quiser fazer algo ou ir a algum lugar ou comer o verme no fundo da garrafa de tequila, basta dizer não. Não é tão difícil, e vou passar o resto deste livro provando isso, mesmo que seja a última coisa que eu ache já ter dito.

O Não Profissional

Polvilhe expressões como *Na verdade* e *Após consideração* e *Receio que será inviável* em seus e-mails — ou, para um grau mais alto de dificuldade, aprenda a dizê-las no ato, pessoalmente e com uma expressão séria.

Exemplo: Um cliente pergunta se você pode concluir o projeto duas semanas antes do previsto. Se isso é de fato inviável (ou simplesmente desagradável), você pode dizer: "Prezada Eleanor, revi seu arquivo e, após consideração, não será possível acelerar o prazo. Certamente vou atualizá-la se isso mudar, mas não espere notícias minhas antes do prazo original."

---

* Se fosse para andar na calçada, se chamaria "CICLOVIA", amigo.

Responda Sim ou Não   **37**

- Prós: Inacreditavelmente diplomático. Ideal para as negativas indiferentes no local de trabalho amplamente útil para chefes, colegas e assistentes, bem como nas interações com clientes, fornecedores, proprietários, contratados e em outras relações comerciais.

- Contras: Talvez um pouco formal demais para ser usado com familiares e amigos.

- Recomendado para: Bundas-moles, Superadores e Compulsivos por Agradar que só precisam de uma merda de folga por uma merda de segundo.

> **Dica de Uso: Isso É Impossível.** Particularmente em um contexto de trabalho, não diga "não sou capaz" de fazer algo. Diga que algo "não é possível". Isso mantém sua competência fora da conversa e evita mais bajulação de quem acha que ainda há a possibilidade de você dizer sim.

O Não Substitutivo

Você sabia que pode negar uma coisa, mas oferecer uma alternativa QUE PREFIRA? Você pode, Stan! O Não Substitutivo também é útil quando você deseja evitar ferir os sentimentos de alguém, ou quando você realmente quer fazer algo com ou a favor dele — apenas não da maneira ou no período de tempo sugeridos originalmente.

Exemplo (no trabalho): Um cliente pergunta se você pode concluir o projeto duas semanas antes do previsto. E você poderia... se você for remunerado de acordo. No seu melhor vernáculo de Não Profissional, diga: "Prezada Eleanor, receio que não seja possível acelerar esse cronograma nos termos em que o acordamos. No entanto, se aumentar o orçamento do projeto em 10%, posso alocar mais recursos para acelerar a conclusão. Informe-me dentro de 48 horas se isso é viável; caso contrário, espere ouvir de mim no prazo original."

Exemplo (na vida social): Um amigo supersociável geralmente o convida para participar de caçadas urbanas e assentos com descontos para grupos para os Staten Island Yankees (ou os Stankees, como os chamo). Você ama seu amigo e se sente mal ao dizer não o tempo todo, mas não ama todas as outras personalidades e conflitos de agenda que vêm com saídas de várias pessoas dessa natureza. Você poderia dizer "Obrigado por me convidar! Tenho que recusar [atividade], mas eu queria saber se você e eu poderíamos nos encontrar algum dia em breve. Seria ótimo recuperarmos o tempo perdido, só nós dois!"

- Prós: Você recebe crédito por ser flexível, mas de uma maneira que funciona para você também.

- Contras: Eu não confiaria exclusivamente no Não Substitutivo. Você precisa dar um Não na Lata de vez em quando ou as pessoas nunca vão se mancar.

- Recomendado para: Superadores que precisam ditar melhores termos para seu sucesso; Compulsivos por Agradar que querem ajudar sem que os outros tirem vantagem e se divertir em termos mutuamente agradáveis.

> **Suavize a marretada**
>
> Você verá que salpiquei alguns trocadilhos, recusas engraçadinhas e desejos espirituosos entre os exemplos de nãos. Isso porque envolver um não com humor é uma maneira eficaz de neutralizar uma situação potencialmente tensa — embora eu seria negligente se não destacasse que recusar uma oferta de emprego de um figurão exige mais decoro do que dizer a seu amigo Leroy que ele não pode ficar no seu apartamento neste fim de semana porque seu prédio possui uma política estrita de não aceitar "biscates que deixaram a banheira transbordar da última vez". Saiba com quem está lidando.

BÔNUS: O Não Poderoso

Menos amplamente aplicável que os protótipos anteriores, mas igualmente útil nas circunstâncias adequadas, o Não Poderoso é *não responder.* **É a saída à francesa das respostas.**

Uso-o com estranhos que me mandam DMs, esperam menos de um dia por uma resposta e então mandam uma segunda mensagem do tipo: "Você não responde seus seguidores."

Bem, depois dessa, não!

Ou quando alguém pergunta pela terceira vez sobre algo, após eu ter dito um educado não duas vezes. Eu só... paro de responder. **Dar um perdido, mas por um bom motivo.** (Para o raro uso ao vivo, veja a página 72: "Conversa fiada.")

Finalmente, o Não Poderoso é ideal para pessoas **que tentam voltar às boas graças com você.** Por exemplo, quando alguém que tratava meu marido como um merda fazia contato casual por texto após um hiato de anos, meu conselho era: NÃO RESPONDA.

Não satisfaça sua animosidade de longa data com um precipitado *Você tá de sacanagem, sua peste sociopata?*, porque, qualquer que seja a satisfação momentânea que colha, apenas dará uma brecha para prolongar a comunicação. (Os sociopatas não são conhecidos por se abalarem por insultos.) Nem envie um restritivo *Não temos nada para falar*. (Os sociopatas também não são conhecidos por desistir quando têm um Louboutin de salto agulha mirando em sua direção.) Não dê satisfação a alguém assim.

Meu marido conseguiu se segurar, e até hoje continua sendo uma de suas realizações da qual ele mais se orgulha. Embora seja melhor que esse lixo humano nunca me encontre na rua, porque sei acabar com uma oxigenada toda recauchutada.

Acredite, sei que nem sempre é fácil reprimir o impulso de castigar uma praga, defender-se de acusações injustas ou soltar um discurso que faria Lewis Black engasgar com a saliva. Mas a arrogância proporciona **pouca satisfação em curto prazo com o potencial de muita irritação em longo prazo.**

Considerando que, se você cravar um Não Poderoso, poderá vencer uma luta sem precisar lutar. *Barra limpa.*

Durante o curso *Não, porra!* colocaremos o Não na Lata, o Profissional e uns ocasionais Poderosos em suas mãos e aproveitaremos muitas oportunidades para o Não por Enquanto e o Não Substitutivo. Vou dar uma porrada de exemplos — acredito que o termo técnico aqui seja uma tonelada — que variam de **dizer não a completos estranhos** (defensores de petições, vendedores ambulantes, operadores de telemarketing etc.); a **pessoas em relações profissionais** (médico, cabeleireiro, chefe, colegas e clientes); e a **amigos próximos e familiares** (incluindo parceiros, filhos e sogros).

Mas não adianta saber COMO dizer não, se você não sabe QUANDO dizer, não é?

Parece que é hora de definir alguns limites.

Os Portões do Infer*não*

Começando do começo: estabelecer limites é um tipo de "descongestionamento mental", um conceito que é a espinha dorsal de toda minha obra. (Uma obra que foi construída com base na satirização de um guia japonês extremamente popular de organização de espaços — então, dê um alô para Marie Kondo, sem a qual você não estaria lendo este livro, nem pensando em se livrar dele quando terminar para que não entulhe sua sala de estar.)

Se você é um leitor que está retornando ou é um novo recruta de NFGG, veja a seguir um rápido tutorial.

> **Descongestionamento mental: Tutorial rápido**
>
> Assim como na organização do espaço, em que você se desfaz de algumas coisas e arruma tudo o que resta para organizar o ambiente, você organiza sua mente em duas etapas: **DESCARTAR** e **ORGANIZAR**. Desde a origem em não dar a mínima para as aplicações interdisciplinares para transformar magicamente sua vida e para você se acalmar, porra, o **processo simples se baseia em** *decidir e agir*. No caso deste quinto e mal-humorado No Fucks Given Guide, é o processo de **decidir dizer não** — primeiro em sua própria cabeça e **depois fazê-lo** —, reiterando sua decisão com palavras e ações.
>
> **Passo 1: DESCARTE** (também conhecido como *decida* — para o que não pode, não deve ou não quer dizer sim). Isso é **DEFINIR SEUS LIMITES.**
>
> **Passo 2: ORGANIZE** (também conhecido como *faça* — dê seu não de maneira firme). Isso é **REITERAR SEUS LIMITES.**

Faz sentido? Ótimo. Agora vamos detalhar o que são limites.

O que os limites fazem? **Eles protegem as coisas!**

O que você quer proteger? **Seu tempo, energia e dinheiro!**

No jargão dos NFGGs, refiro-me ao seu tempo, energia e dinheiro como seu **orçamento para ligar o foda-se (OPLF)**. Como dinheiro real, você só tem um punhado de cada um para gastar antes de acabar ou precisar reabastecer seu suprimento; e, portanto, para gerenciá-lo com sabedoria, você precisa de um **Orçamento do Fo-**

Responda Sim ou Não 43

da-se. Você provavelmente já entendeu onde quero chegar, mas, só para ter certeza, deixe-me explicar:

Decidir o que vale seu tempo, energia e dinheiro = **definir** seus limites = **criar** seu orçamento para ligar o foda-se.

Organizar sua resposta (i.e., dizer não) para o que não vale seu orçamento para ligar o foda-se = **reiterar** seus limites = **ater-se** a seu orçamento para ligar o foda-se.

Ainda me acompanhando? Espero que sim, porque esse, como diria Don Henley, é o cerne da questão.

Você define limites para se proteger de coisas para as quais NÃO PODE ou NÃO DEVE dizer sim (porque não reservou seu OPLF para elas) — como pagar fiança para seu primo Kevin após o terceiro flagrante com maconha; **e para as quais NÃO QUER dizer sim** (mesmo que tecnicamente tenha tempo/energia/dinheiro) — como, por exemplo, sair na chuva.

Mais sobre esses exemplos em um minuto. Primeiro, como você organiza seus limites e seu OPLF?

Conte ovelhinhas

Pense em seu tempo, energia e dinheiro como três ovelhas premiadas — presa fácil para ladrões inteligentes e lobos vorazes, a menos que você, seu pastor, estabeleça alguns limites para protegê-las. (Sim, estou misturando minhas metáforas com OPLF e lã, mas as ovelhas são divertidas. Segue o baile.)

Passo 1: Estabeleça o perímetro. Primeiro, você precisará isolar suas preciosas ovelhas/recursos com uma cerca. Fora da cerca estão todas as coisas que lhe estão sendo solicitadas, e dentro está seu Curral O.K., onde o *sim* reina supremo. Há uma única entrada: os Portões do Infer*não*.

Passo 2: Reforce-o. Como pastor, se decidir que algo está dentro do seu OPLF, você pode destrancar os portões e dar as boas-vindas aos lobos e ladrões (ou tarefas, eventos e amigos que precisam do sétimo jogador para a equipe do Ultimate Frisbee) para se banquetearem. Mas se seu OPLF está estourado e suas pobres e sobrecarregadas ovelhas estão tosquiadas, cabe a você proteger o rebanho de possíveis valentões patifes — incluindo aqueles em sua própria cabeça, que podem lhe dizer *E se você abraçar a missão? Que mal tem?* Mantenha esses portões trancados dizendo *De jeito nenhum; Não tem como; Não, obrigado;* e *Não dá para mim.*

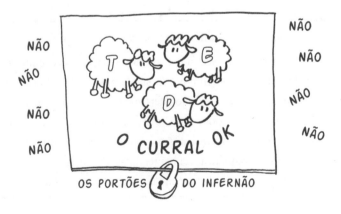

Responda Sim ou Não   45

Lembre-se: Definir e impor limites significa **dizer não A SI MESMO para que possa dizer não EM SEU BENEFÍCIO.** Impeça seu próprio Sim, Senhor de roubar os cofres; então impeça que outras pessoas perambulem em sua propriedade real ou metafórica e escapem com sua merda real ou metafórica. Ou ovelha.

Essa perspectiva é especialmente válida para Bundas-moles, cujo grande problema é a indecisão. Enquanto os Superadores, os Compulsivos por Agradar e os Cagões tendem a assumir muito *de propósito* (por razões diferentes), muitos Bundas-moles fazem isso *por acidente*. Eles acabam dizendo sim porque não sabem o que querem e, em vez de levar cinco malditos minutos para pensar nisso, destrancam os portões e chamam todo mundo.

De qualquer forma, todos precisam definir limites.

Pergunte a si mesmo se seu primo Kevin, o pinguço já mencionado, merece seu tempo, energia e dinheiro. Deseja conceder a ele acesso irrestrito a seus amigos confusos? Deveria?

Não?

Política pessoal

Um truque que vim aperfeiçoando comunica seu não alto, orgulhoso e — o melhor de tudo — definitivo. Se sua resposta nunca será sim a um determinado pedido, sugestão, oferta ou convite, a maneira mais fácil de dizer isso é: "Não, obrigado, tenho uma política pessoal contra [insira o assunto de sua recusa]." As políticas pessoais funcionam porque são misteriosas e ficam subentendidas. Difíceis de argumentar contra e fáceis de defender — tudo o que um limite deve ser.

Parece que você acabou de definir um limite, amigo. Agora o ponha em prática dizendo a Kev que ele fez a própria cama de prisão com cheiro de Bourbon e pode passar a noite nela. Ou, se esse fraseado lhe parecer agressivo, defina uma **política pessoal**.

Ou digamos que, como eu, você tem pouca tolerância a condições climáticas desfavoráveis e é convidado para um lugar em que estaria sujeito a frio ou calor extremo, ou qualquer coisa do tipo. Antes de dizer sim, pergunte a si mesmo se usar luvas ou leques ineficazes em almoços está no seu OPLF.

Não?

Limite: definido. Aplique-o com sua amiga Chrissy: "Nenhum desodorante é forte o suficiente para eu ir a um chá de panela em Palm Springs no verão!"

> **Coisas para negar a Kevin com base em sua política pessoal**
>
> Emprestar dinheiro a parentes;
>
> Gastar mais de US$6 mil em um dia;
>
> Apoiar alcoólatras incuráveis;
>
> Usar suas regalias financeiras para obter vantagens legais.

(Para o que vale a pena, pratico o que prego. Desenraizei toda a minha vida para me mudar para um lugar onde a mínima é 22°C e não assisto às tradicionais festas de Natal da minha família em Snow Central New England há três anos. Não me ameace com um paraíso gelado.)

Por fim, você deve saber que uma consequência de se tornar um criador de limites rude é que, **em alguns casos, as pessoas começarão a entender o recado** e deixarão de pedir/esperar que você faça, diga, vá, queira e aceite o que perceberão que não está em seu OPLF.*

Não é um resultado *muuuuito ruim*, é o que digo para mim.

Seguindo em frente, em relação aos problemas que mencionei, precisamos abordar **um obstáculo gigantesco ao estabelecimento e aplicação de limites e a dizer não** — um *não*obstáculo, se preferir —, que pretendo ajudá-lo a superar de uma vez, em todas as ocasiões, sem suar a camisa.

Hoje é dia *sem* culpa, bebê

A culpa é uma coisa esplêndida. E por "esplêndida" quero dizer "poderosa e uma grande merda". Na verdade, eu apostaria que **a culpa é o motivador *mais poderoso e terrível* para fazermos coisas que não podemos, não devemos ou não queremos.** Como tal, eu gostaria de compartilhar uma perspectiva de alguém que esteve lá, sentiu culpa e conseguiu (*principalmente*) arrancá-la como se faz com uma tanga em uma praia de nudismo.

O segredo é **investigar POR QUE você está se sentindo culpado** antes de permitir que essa culpa o leve a dizer sim quando quiser dizer não. **Por que Sim/Quando Não:** não é apenas um método super simples, é multiuso!

---

* Infelizmente, algumas pessoas nunca entenderão o maldito recado. Falarei delas na próxima seção.

48   Não, porra!

Sua culpa é **justificada** (porque você está fazendo algo objetivamente errado)?

Ou é **injustificada** (porque você não fez nada de errado)?

É puramente **autoimposta** (ninguém disse nada, mas você ainda se sente culpado)?

Ou é o resultado de **pressão externa** (outras pessoas estão se metendo na sua merda)?

Depois de identificar a causa e a fonte, você tomará decisões mais conscientes e apropriadas **para definir se a culpa e sua redenção merecem virar um item no seu OPLF.**

Vamos começar com a pergunta mais importante:

- **VOCÊ é *realmente* culpado (fez algo objetivamente errado)?**

Por exemplo, você está pensando em roubar o último cupcake da festa de aniversário de 3 anos do seu sobrinho que você sabe muito bem que sua irmã está guardando para o café da manhã de amanhã? Nesse caso, você sabe que está errado e deve se sentir mal com isso. Se não sabe, nem se sente mal, você é um legítimo psicopata.

E se preferir parar de se sentir culpado, ENTÃO NÃO FAÇA ISSO.

No entanto, digamos que esteja pensando em não ir à festa. Você gosta de cupcakes, mas não gosta de acordar às 10h para assistir a um palhaço de quinta assustar um bando de crianças a ponto de elas se esquecerem como usar o penico. Sua irmã poderia se abalar tanto quanto com o furto projetado do cupcake, ou mais, mas nesse caso sua ação não é *objetivamente errada*. É só você evitando gastar seu OPLF com coisas que não o fazem feliz. De boa na lagoa.

Além disso, ao não ir, você está basicamente fornecendo pelo menos um cupcake extra para o grupo; dois se não estiver presente para roubar o último. Você é incrível. E você não é culpado *por fazer* algo errado, nem deve se sentir culpado *por sua decisão*.

● **Você se SENTE culpado de qualquer forma?**

Não estou surpreso. Sentir-se culpado, mesmo quando você não fez nada de errado, é um dilema comum. Mas anime-se, pois é exatamente dessas correntes mentais que *Não, porra!* o libertará! Próxima questão:

● **Alguém está pressionando você a se sentir culpado?**

Na maioria dos casos, aposto que você não dá a ninguém a chance de fazê-lo se sentir culpado por dizer não, certo? Você deixa o que você *pensa* que outras pessoas pensam (ou seja, o que elas *podem* pensar) ditar suas ações. Eu sei como sua mente funciona. Mas com base nos meus anos de experiência profissional de pronunciadora de foda-ses, posso lhe dizer o seguinte: **A maioria das pessoas não se importa tanto com a maneira como você vive sua vida quanto você pensa que se importam.**

Cheguei a essa conclusão depois de eu mesma mergulhar no *não*, tirar eventos, tarefas e pessoas da minha vida e experimentar

ZERO repercussões negativas. Foi libertador para mim e chocantemente livre de consequências para todos os outros: só vitória!

Rejeitei RSVPs (sim, até de casamentos) que meu sentimento de culpa me dizia serem obrigatórios, e ninguém sequer deu uma olhada desaprovadora para mim.

Reuni os meios necessários para dizer "Desculpe, não posso ajudar" a pedidos de favores que não tinha tempo nem energia para fazer, e a pessoa do outro lado respondeu: "Tranquilo!"

Recusei tarefas, compromissos e interações que antes eu pensava serem obrigatórios e que, na verdade, só eram opcionais. Ninguém deu um pio.

- **Na maioria das vezes, a culpa vem de dentro.**

Vamos considerar que isso acontece 75% do tempo. E estou lhe dizendo que se você for capaz de **ignorar os sussurros que se originam em seu próprio cérebro**, será liberado da obrigação de dizer sim porque se sente culpado, mesmo quando não fez nada de errado.

Então eu vou lhe dar 5% pelas coisas que você sabe que estão erradas e sobre as quais está *certo* em se sentir culpado, mas que faz de qualquer maneira, não porque é um psicopata, mas porque merdas acontecem e você precisa priorizar suas necessidades. Me solidarizo.

Por fim, temos os outros 20%:

- **Você não fez nada de errado, mas outras pessoas ainda fazem comentários passivo-agressivos para expressar sua indignação e/ou desaprovação.**

Elas dizem coisas como "Ah, você não está assumindo um turno na vigilância do bairro, né?", ou, "Nossa, você acha normal não ir ao batizado?", ou, "Que tipo de pessoa não gosta de piqueniques?"

Esses comentários abalavam minhas decisões, e eu era levada a dizer sim a coisas que não podia, não devia ou não queria fazer. Mas cultivei uma perspectiva que me ajudou a superar o embate e não morder a isca da culpa.

Lembra-se daqueles sussurros de culpa autoimposta que eu lhe disse para ignorar? Essas pessoas ainda lhes dão ouvidos. Elas projetam *as próprias inseguranças* em você — porque acham que não têm permissão para declinar, ficar de fora e optar por não participar. **Perdoe-as, pois elas não sabem o que fazem**.

Ouça seus comentários e deixe-os entrar por um ouvido e sair pelo outro. Abaixe suas defesas. Abra seus braços. Solte essa culpa no ar como uma porra de uma pomba. Se puder ignorar as vozes em sua cabeça, também poderá ignorar as vozes nas cabeças alheias.

Negar não faz de você uma pessoa ruim. Além disso, você pode ser uma pessoa muito *boa* fazendo sua parte para normalizar o ato de dizer não. **Seja o não que quer ouvir no mundo!** Quanto mais disser não, e quanto mais feliz e sem culpa se sentir, mais pessoas em sua órbita observarão e internalizarão essa felicidade.

Experimentei esse fenômeno em primeira mão há anos. Consciente ou subconscientemente — faz diferença? —, **as pessoas começam a *invejar* sua felicidade e a querer reproduzi-la.** Elas também começam a mergulhar os pés no oceano do não e a descobrir que é completamente revigorante.

Tudo isso dito, chegamos à última coisa que quero que saiba sobre a culpa e como lidar com ela:

- **Algumas pessoas simplesmente não desistem.**

Elas se recusam a aceitar o não, e argumentam suas decisões *ad nauseam*. Elas bufam, lamentam e insistem que você não tem permissão para pensar e valorizar as coisas de maneira diferente — incluindo seu próprio tempo, energia, dinheiro e sanidade.

Você tem três opções para lidar com essas pessoas:

Ignorar. Assim como você está começando a ignorar as vozes em sua cabeça e os comentários imediatos de outras pessoas que não conhecem outra alternativa.

Concordar. Responda com um simples "Ouvi o que você tem a dizer, mas isso não muda minha opinião sobre ir para a terceira noite do microfone aberto do seu namorado esta semana. Não acho que isso me torne uma pessoa ruim. Espero que você concorde, mas, de qualquer maneira, isso é caso encerrado."

Questionar. Pergunte por que eles estão tão engajados em fazê-lo dizer sim a algo que sabem que você não pode, não deve ou não quer fazer. Diga que a recusa deles em aceitar o não como

Responda Sim ou Não **53**

resposta diz mais sobre eles do que sobre você. Informe-os de que você se recusa a se sentir culpado — ou a ser *induzido* a se sentir culpado — por tomar decisões pensando em sua felicidade e bem-estar, como não usar todas as suas férias anuais para dormir em uma esteira e participar do jogo da queda de confiança no "acampamento de verão adulto" a que sua mãe deseja com todas as forças que você vá com todos os seus primos.

E você pode fazer tudo isso com um grande sorriso no rosto, imbuído da paz e satisfação de viver sua vida da maneira que for melhor para você. Namastê.

Então, isso foi **culpa**. Próxima parada em nossa excursão mágica de Sair pela Tangente: **obrigação!**

Mas e se eu realmente *não puder* negar?

Em sua jornada para dizer nãos confiantes, bem-sucedidos, objetivamente justificáveis e sem culpa — para você e qualquer outra pessoa —, você precisará separar se é **realmente OBRIGADO** a fazer alguma coisa ou se está apenas **SE SENTINDO obrigado.**

Soa familiar?

E pelo bem do meu próximo argumento, vamos assumir que esta é uma obrigação (ou "obrigação") que **você pode, mas não quer cumprir.** Apesar disso...

54   Não, porra!

É um "**Sei que *devo* fazê-lo de qualquer maneira**" — como uma apresentação no trabalho porque é sua função?

Ou apenas um "**Sinto que *deveria* fazê-lo de qualquer maneira**" — como se voluntariar para um comitê no trabalho porque você se sente culpado por não fazê-lo, mesmo que seja opcional?

E se é um "**Sinto que *deveria***", bem... **você *poderia*?** Mesmo que não seja tecnicamente obrigado?

Amado. Essas punhetas mentais podem ser cansativas, especialmente a última.

Eu ouço vocês, minhas pequenas crianças, e quero ajudá-los — mas, em última análise, **é VOCÊ quem deve determinar se realmente *precisa* ou *deve* dizer sim**, ou se esse instinto é decorrente das divagações de culpa e obrigação daquele Compulsivo por Agradar, Superador, Cagão ou Bunda-mole que habita em você. (Provavelmente é.)

Se eu tentar explicar todas e cada uma dessas permutações em todos os exemplos ao longo do livro, as coisas ficarão bagunçadas e fugiremos do assunto. Mas, como eu disse, quero ajudar, então por enquanto mostrarei alguns exemplos de cenários e lhe darei um **conjunto de diretrizes aplicáveis a todas as suas futuras necessidades de sim ou não**.

Nunca diga que sou antiguru pela metade.

Responda Sim ou Não   **55**

Preciso? Devo? Farei?

E se o seu chefe pedir que você faça algo que acha que não *deveria*, mas acha que *precisa fazer* para manter seu emprego? Ou se um familiar pedir que você faça algo que *não quer*, mas sente que *deveria* apenas para manter a paz, ou porque, no grande esquema das coisas, fazê-lo o ajudaria mais do que prejudicaria você?

No fim das contas, *você fará isso?*

Estas perguntas o ajudarão a responder:

- **Você sabe as consequências de dizer não?**

Seu chefe disse: "Se você não fizer X, encontrarei alguém que faça!", ou você simplesmente *supõe* que precisa fazer tudo o que ele pede sob pena de demissão, mesmo que nunca tenha realmente negado e esperado as cenas do próximo capítulo?

Sua irmã disse: "Se você não fizer X, nunca vou perdoá-lo!", ou você está apenas *prevendo* que ela ficará chateada (e deixando isso fazê-lo se sentir culpado), mesmo que ela não tenha dado nenhuma indicação de que dizer vai cortar laços se você negar X.

E o que já discutimos sobre culpa preemptiva e autoimposta? Hmm?

- **Se *não conhece* as consequências de dizer não, quanto do seu impulso para dizer sim está enraizado na lógica e na realidade e quanto reside apenas na sua imaginação irracional?**

56 Não, porra!

Se seu chefe não estabeleceu consequências concretas por desafiá-lo, mas você o viu gritar ou ameaçar demitir outras pessoas, é possível deduzir logicamente que ele pode gritar ou ameaçar demiti-lo também. Você terá que pesar suas opções de acordo com o cenário (a seguir).

Mas se você nunca viu seu chefe se irritar — e especialmente se assistiu a Terry, do cubículo ao lado, dizer não para merdas como essa um milhão de vezes sem consequências —, considere por que você está tentado a dizer sim a X. (Por que Sim/Quando Não? A diversão nunca termina com essa!)

É porque você acha que fazer isso será mais fácil do que dizer não? (Bunda-mole.) Ou porque quer ser melhor que Terry e/ou ser visto como a pessoa que pode fazer tudo mesmo quando é lancinante? (Superador.) É bom olhar os resultados do questionário para destacar sua motivação aqui.

E já que estamos falando disso — sua irmã é realmente tão irracional ou isso é mais uma merda *sua* do que dela? Aham.

- **Se você *conhece* as consequências de dizer não, elas são PIORES do que as decorrentes de você dizer sim?**

Estamos falando de "alguém pode ficar irritado com você", "alguém pode gritar com você" ou "alguém pode demitir/cortar laços com você" se disser não? Porque pelo menos uma delas, se não duas, é melhor do que muitas consequências potenciais de se responder sim a X, dependendo do que é X e de quanto você não quer fazê-lo.

Cabe a você avaliar os prós e os contras — e garantir que sejam *verdadeiros* prós e contras, não apenas os Sim, Senhor falando. **Então, assuma um risco calculado.** Se dizer sim lhe der uma recompensa maior do que seu sacrifício custaria, isso é incrível. Mas "eu só quero ser um Superador!" não é um bom motivo para fazer tudo o que todo mundo sempre pede que faça. Confie em mim.

Em suma: Se estabelecer que provavelmente **DEVE** ou definitivamente **PRECISA** dizer sim a X para conseguir outra coisa — como manter a paz com a família ou deixar seu chefe feliz para manter seu emprego, seu salário ou apartamento — aguente o tranco e diga sim. Todos nós temos problemas.

(Sério, **não faz sentido desperdiçar mais tempo, energia e dinheiro** por causa da injustiça das merdas das pequenas necessidades da vida. **Gaste seu OPLF *fazendo*, não se ressentindo.**)

Mas se você responder às perguntas anteriores e perceber que o não é uma resposta razoável e realista — e também um risco que está disposto a correr — podemos trabalhar com isso.

Dê uma olhada no fluxograma da página 60 e consulte-o à vontade — enquanto lê *Não, porra!* e enquanto está sentado em seu cubículo, ponderando a última solicitação de seu colega de trabalho para aproveitar de sua boa vontade. Você realmente *precisa* fazer isso?

Você decide.

Tudo bem, seus putos, agora que resolvemos suas preocupações, vamos trabalhar para **gerenciar sua mentalidade — e alterá-la de Sim, Senhor para *Nem fodendo*!**

Lembra quando eu disse que você precisa parar de encarar o não como algo "muito difícil"? Vou mostrar **como aprendi a inverter esse script mental** e pensar em dizer não como algo MUITO mais fácil do que ceder e dizer sim.

Compulsivos por Agradar e Bundas-moles: Essa é para vocês.

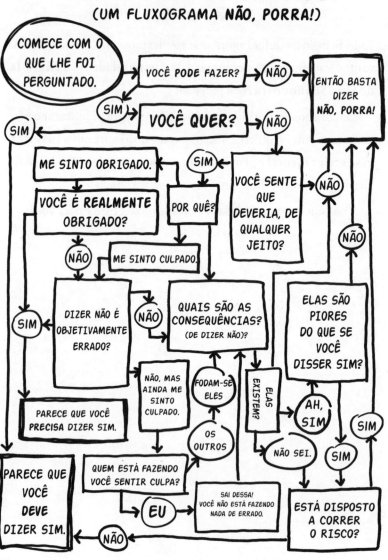

O que vem fácil, se nega fácil

Como você já deve ter percebido, concordei em realizar um chá de bebê, apesar de bebês decididamente não serem minha praia. Fiz isso porque uma amiga grávida sugeriu e não consegui pensar imediatamente em uma maneira de ignorar a ideia sem ferir seus sentimentos ou parecer a vaca que odeia bebês que, para falar a verdade, realmente sou.

Em vez disso, soltei um sim, farei o melhor, e comecei a planejar. Com a aprovação da futura mãe, optei pelo tema menino regado a Bourbon e churrasco a uma hora razoável da noite. (Festas sem álcool ao meio-dia: também não são minha praia.)

Algumas semanas se passaram. A gravidez de minha amiga avançou. Encomendei favores e decorações, fiz a lista de convidados e finalizei o menu. E então — SURPRESA! — outro amigo de minha amiga se ofereceu para organizar o chá de bebê sem saber que eu já estava fazendo. Nesse momento, minha amiga, talvez exibindo a própria incapacidade de dizer não, para não machucar os sentimentos de alguém, disse algo mais na linha: "Claro! Que tal você e Sarah fazerem?"

E eis que **muitos dos meus planos foram desplanejados**. Passei da conveniência de me instalar no meu apartamento, carregando suprimentos para o de outra pessoa, e do encontro noturno de adultos para a tarde decorando fraldas mais rápido do que se pode cortar um cordão umbilical. (Distribuí as lembrancinhas de M&Ms azuis e as miniaturas de Bourbon que eu já havia pedido nas mesas forradas, apenas porque consumir tudo sozinha antes da festa seria desagradável.)

Foi uma festinha adorável? Absolutamente! **Mas em que mundo foi mais fácil para mim coorganizá-la do que sorrir e acenar, dizendo: "Com todo o respeito, acho que não sou a pessoa de que está precisando" e seguido meu dia?**

A resposta é no mundo do não. Lá, eu teria feito isso.

Quando olho para trás, vejo que aquela mamãe provavelmente só lançou uma sugestão despretensiosa, que nunca imaginou que eu fosse aceitar. Ela me conhecia. *Eu gostaria de já me conhecer melhor.*

Enfim, lição aprendida.

Desde então, quando me deparo com algo que não quero fazer, mas parece difícil dizer não, **invoco o Chá de Bebê 2010 como uma espécie de talismã.** Eu paro. Lembro-me de como as coisas funcionaram, e isso me ajuda a mudar minha resposta interna de *Ah, tudo bem, posso fazer isso, não será tão ruim, depois eu resolvo* para *Ah, não, não, não, essa merda tem que ser cortada pela raiz agora.*

Acho que você já teve uma experiência semelhante, não? Talvez algumas, mas não há necessidade de enumerá-las. **Por enquanto, escolha uma e a escreva aqui:**

_____

_____

62 Não, porra!

Quanto custou (física, emocional e/ou financeiramente)?

Anote também:

―――――――――――――――――――――

―――――――――――――――――――――

―――――――――――――――――――――

Olhando para trás, você concorda que teria sido mais fácil dizer não de cara? Sim. Eu já desconfiava. E como o grande filósofo, poeta e romancista George Santayana disse uma vez: "Aqueles que não conseguem se lembrar do passado estão condenados a repeti-lo."*

Você precisa ter essa visão retrospectiva e usá-la no futuro, no melhor estilo Marty McFly.

Escolha seu talismã. Medite sobre ele. E, quando surgir a necessidade, **use-o como um atalho mental para redirecionar seu cérebro de NÃO = MUITO DIFÍCIL DE DIZER para NÃO = REALMENTE MUITO MAIS FÁCIL.**

Quanto mais você pratica, mais se torna uma segunda natureza **pensar nas consequências de dizer sim** antes de agir e dizer não.

E quando você *toma* essa atitude? Não seja rude, amado.

―――――――――

* Não vou fingir que sabia quem era George Santayana antes de pesquisar essa citação no Google. Pensei que fosse de Churchill, mas, quando fui confirmar, descobri que ele a roubou e parafraseou 40 anos depois. Que homem!

Como dizer o que você realmente quer dizer sem ser realmente malvado

Você não precisa ser desagradável ao dizer não. Você pode ser, mas não deveria. Se está por aí fazendo inimigos e ferindo os sentimentos das pessoas com seu jeitinho de dizer não, está arruinando o não para o resto de nós.

Se leu *A Mágica Transformadora do F**, já conhece o drama. Perdoe-me, pois sempre que possível pretendo fornecer conteúdo original, mas há uma razão para o livro cutucar a ferida — e uma grande parte de seu apelo reside em aprender a ligar o foda-se **sem que isso o transforme em um otário**, uma filosofia central que precisamos martelar.

Ei, se não está quebrado, *não*serte.

Em vez disso, pratique **a HONESTIDADE e a POLIDEZ (H&P)** quando tiver, digamos, um convite para um clube do livro de Janet que deseja recusar. E observe que **H&P não são absolutas, mas dois eixos de uma grade dentro das quais sua resposta ideal está**. Você pode seguir o fluxo e escolher a estrada que fizer mais sentido para a sua situação.

● **Se um conflito de agenda significa que você realmente não pode ir a algum lugar, isto funciona:**

"Não posso, mas tomara que vocês se divirtam bastante!"

(Totalmente honesto e extrapolido.)

64   Não, porra!

- **Se você tem um conflito, mas não está exatamente triste com esse fato:**

"Infelizmente, não estou disponível."

(É verdade que a Janet achará seu RSVP infeliz, mesmo que você não ache. E você é polido o suficiente para deixar a ambiguidade no ar.)

- **Se a única razão para não ingressar no clube de livros de Janet é odiar sua cara de otária, ser** *completamente honesto* **seria** *extremamente rude.* **Nesses casos, omita o excesso e/ou minta de leve em prol do bem maior:**

"Terça às 19h? Ah, não, não posso ir. Mas agradeço por ter me chamado."

(Sua recusa não tem nada a ver com o horário específico de "Capítulos e Chardonnay" e tudo a ver com o fato de que passar três horas ao lado de Janet *sempre* o faz querer vomitar aquele vinho branco barato que ela prefere, então chamo esse não de UM POUCO ILUSÓRIO, mas AINDA POLIDO.)

"Não tenho tempo."

(Um pouco curto? Sim. Uma omissão? Possivelmente. Mas deixar "por causa da tua cara de otária" fora dessa frase é do interesse de todos.)

Vou dar mais exemplos práticos elegantes à medida que avançarmos, mas essa é a essência da teoria. Seja honesto, seja polido, ou seja, uma combinação dos dois que faz o trabalho sem fazer uma Janet soluçar em cima de seu exemplar de *Comer, Rezar, Amar*.

Você é melhor do que isso.

Sinto Muito, Não Sinto Muito

Enquanto discutimos honestidade, polidez, e eu me repito, quando escrevi meu primeiro livro, inventei o **Método Não Sinto Muito**, uma estratégia de dois passos com o objetivo de descobrir para o que você está pouco se fodendo (ou seja, não dá a mínima) e parar de gastar seu OPLF (na forma de seu tempo, energia e dinheiro). ALERTA DE SPOILER: é só o descongestionamento mental, mas o nome desse método vem do modo como você se sente quando o concluiu com êxito, usando — você adivinhou — honestidade e polidez para tomar sua decisão e executá-la. **Você não fez nada errado; portanto, não tem porque se sentir culpado: você "não sente muito".***

Quando se trata de estar pouco se fodendo, fico com o Não Sinto Muito um milhão porcento. No entanto, você notará que, ao longo *deste* livro, **geralmente sugiro jogar um "desculpe" com seu não.** Não é porque acho que você deva se sentir culpado. É para auxiliar o processo.

Por quê?

---

* Muito parecido com a hashtag popular #NotSorry, que usei em meu benefício.

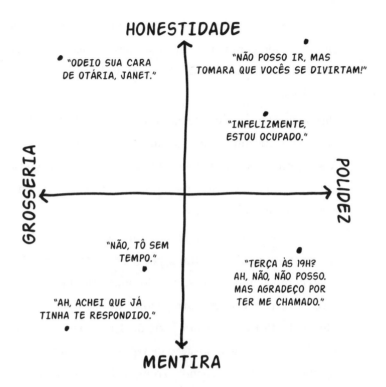

Porque **dizer um não *ativo*** a algo é mais do que *passivamente* estar pouco se fodendo (i.e., não se importar) com isso.

Se estiver pouco se fodendo, digamos, com a Islândia, não precisa se esforçar para dizer não *à* Islândia. A Islândia nunca saberá se você decidir não pôr os pés em suas lagoas fumegantes e ricas em minerais. Você está a salvo! Embora outras situações exijam um claro não verbal ou por escrito, do tipo que estou aqui para ajudá-lo a compor de maneira HONESTA e POLIDA.

Então, com relação a dizer — mesmo sem *se sentir* errado — me desculpe, aqui estão meus dois *krónur* [moeda islandesa]:

Responda Sim ou Não

- Às vezes, você se preocupa bastante com a pessoa, coisa ou oportunidade para a qual ainda *não pode* ou *não deve* dizer sim. Você ESTÁ desculpado! Pode muito bem ser honesto sobre isso.

- Mesmo que você realmente não se importe, pedir desculpas é como lubrificante: reduz o atrito e torna as coisas mais fáceis e agradáveis para ambas as partes. Seja polido, pegue a estrada e expresse seu arrependimento. (Cuidado, porém, porque essa estrada é escorregadia.)

- Se acha que fingir sinceridade é um pouco chato, pense no seu "Desculpe" como um aspecto diferente do seu não, e não como algo que o destinatário pode presumir. Talvez você não esteja realmente arrependido de não poder gastar zilhões de dólares e a maior parte do seu respeito próprio indo à cerimônia de renovação de votos de seus amigos no Coachella, mas *está* arrependido porque dizer não representa nunca ver como o abdômen do Justin Bieber é de perto. Mesma diferença.

> **Muito obrigado!**
>
> "Obrigado" ou análogos (por exemplo: "Realmente agradeço", ou, "É muito gentil de sua parte pensar em mim") podem não aparecer em todos os exemplos de *Não, porra!*, mas é porque quero manter o ritmo e também não deveria ter que lhe dizer para agradecer toda vez que tiver a oportunidade. Quem te criou? Um pouco de gratidão ajuda bastante a manter amizades e amolecer as mães que esperavam que você estivesse disponível para fechar o time de um jogo com as meninas. *Ah, muito obrigada por perguntar, mas estou ocupada esse dia. Diga oi ao papai!*

Com toda a Teoria do Não em mente, estamos cada vez mais perto de **deslanchar suas habilidades com os outros** na Parte II: Como dizer não a praticamente qualquer coisa.

Você está nervoso? Não fique!

Entendo que, **para os *não*vatos como você, dizer não àqueles de quem gosta ou de quem depende para ganhar a vida assusta.** Portanto, antes de cair matando em mães, pais, irmãos, chefes e melhores amigas, vou jogar algumas opções café com leite para você se preparar para o jogo.

De proselitistas a fofoqueiros, a bartenders, a vendedores e a vizinhos, praticaremos recusas polidas, mas firmes, para aqueles a quem você pode dizer *nei*[*] sem arruinar relacionamentos valiosos ou interromper qualquer dinâmica de poder delicada.

---

[*] Versão em norueguês.

Responda Sim ou Não   **69**

Vou chamá-los de **cenãorios**, porque não resisto nem a troca-dilhos medíocres.

Cenãorios: Rodada prática

Começaremos dirigindo nossa mira a um alvo muito fácil: **pessoas de que você nem gosta**. Por exemplo:

- **Conhecidos do ensino médio de quem você não gostava nem na época**

Você não precisa tomar café com essas pessoas só porque teve a má sorte de encontrá-las no corredor de papéis de presente da Target quando estava visitando seus pais no Natal. Você sempre pode dar seu número de telefone com um dígito incorreto "por acidente", mas isso é brincadeira de criança. Em vez disso, quando Rick, estrelinha do basquete, perguntar, você pode responder:

"Obrigado, mas estou muito ocupado esta semana."

"Não vou ficar na cidade por muito tempo. Talvez na próxima!"

EI, OLHA O QUE VOCÊ FEZ. Você definiu um limite (i.e., deci-diu para o que está e não está disposto) e o impôs (i.e., disse não a Rick). **Você protegeu seu tempo, energia e dinheiro.** Suas ove-lhas lhe agradeceriam se pudessem falar.

Você pode fazer o mesmo com outras pessoas de que não gosta: **pais da escola de seus filhos; ex-namoradas; colegas irritantes**; até, eu diria, **contatos profissionais que o irritam tanto que parecem areia na cueca**. (Não falo daqueles com quem você é forçado a lidar para fazer seu trabalho, mas com aqueles supérfluos com que sente que "deveria" almoçar ou conversar em eventos da área. A única coisa que você "deveria" fazer em situações como essas é dizer: "Desculpe, estou com a agenda cheia para o futuro próximo.")

Dica de Uso: Seja proativo! Você não precisa aguardar a pergunta, o convite ou a reunião. Em vez disso, pode emitir um **Não Proativo**, deixando claro que não está disponível. Isso é tão fácil quanto descartar uma política pessoal sobre "encontros no café da manhã" antes que um colega sugira um, ou passar rapidamente por Rick enquanto sussurra: "Preciso muito de um banheiro!" Outras vezes, um Não Proativo envolve antecipar a questão, levantando-a *você mesmo* e respondendo tudo de uma só vez (veja as páginas 126 e 215). Cacete, você é bom.

Não é tão difícil, não é?

Espero que não, porque a tese inteira deste livro é que "dizer não, não precisa ser tão difícil", e gosto de cumprir as expectativas.

Agora, que tal dizer *jo** a **pessoas que você nem *conhece*?**

---

* Em albanês, se for do seu feitio.

- **Conversa fiada**

Meu marido conversa com estranhos enquanto espera por bebidas no bar. Minha madrasta faz amigos em aviões. Diferente deles (mas muito parecido com um concorrente de *The Bachelor*), não estou aqui para fazer amigos — na fila, online ou de outra forma. Às vezes, eu faço assim mesmo, porque tomei três vodcas com tônica. Mas, geralmente, interrompo conversas indesejadas com um olhar que uma vez fez minha amiga Sylvie dizer: "Nossa. *Respeito.*"

(Verdade seja dita, os tagarelas em questão eram partidários de Trump da Flórida, e não fui até a República Dominicana para aguentar essa merda no bar em que estava relaxando.)

Esse olhar, se quiser experimentar, consiste em cinco passos:

Passo 1: Faça contato visual com os conversinhas.

Passo 2: Force os olhos como se não conseguisse vê-los muito bem.

Passo 3: Dê um sorriso amarelo.

Passo 4: Diga "hmmmmm" e meneie a cabeça bem devagar.

Passo 5: Vá embora.

Sempre funciona.

Em seguida, temos as **pessoas de quem você pode ou não gostar, e que pode ou não conhecer muito bem, mas, indepen-**

dentemente disso, às vezes, é inevitável interagir com elas. Tais como:

- **Vizinhos**

Horário de silêncio é horário de silêncio. Todos nós sabemos que não devemos ligar uma britadeira às 6h de um sábado suburbano nem treinar sapateado à meia-noite no último andar.

Dito isso, você não merece ser advertido por viver de uma maneira que — apesar de censurável ao seu vizinho — não seja *objetivamente* errada, ruim ou desrespeitosa. Ou foi acidental e não será repetido se a Patrulha Canina demorar dois segundos para abordá-lo de forma adulta, em vez de postar fotos dos biscoitos de gramado do seu cachorro na sala de bate-papo da associação de bairro e pedir sua cabeça em uma bandeja de cocô.

Mas não são apenas reclamações; você também recebe algumas solicitações bem-intencionadas dos vizinhos ao longo do tempo, as quais nem todas você pode, deve ou quer atender. A seguir estão algumas ramificações de cada uma, e o que você pode dizer em resposta se acredita que são infundadas ou insustentáveis.

O QUE VOCÊ DIZ, SRA. ROBINSON?

FAVORZINHO	RESPOSTA
"Você pode fazer seu bebê parar de chorar?"	"Receio que não seja assim que os bebês funcionam, mas peço desculpas pelo barulho."
"Estamos dando uma festa. Podemos usar sua calçada como estacionamento?"	"Lamento, mas não. Da última vez, muitos de seus convidados desmaiaram nus no seu quintal e impediram nossa mobilidade."
"Estou ouvindo você digitando. Você pode colocar sua mesa dentro do armário?"	"Não é viável, mas tenho um par de protetores auriculares velhos que não estou usando, se acha que ajudariam a abafar o som."
"Suas bandeiras de arco-íris ofendem minhas crenças. Você precisa colocá-las em todas as janelas?"	"Todas? Provavelmente, não. Mas você também não precisa de sete placas Pence 2020 no seu gramado, então acho que estamos quites."
"Me empresta a furadeira?"	"Considerando que não me devolveu da última vez que pediu, você já tem uma."
"Você já pensou em deixar suas cortinas abertas à noite?"	"Some, seu pervertido."

Parece que você está começando a pegar o espírito da coisa! Vamos mordiscar mais algumas frutas pendentes na forma de **chamadas, ofertas e pedidos que você nunca solicitou.**

- **Operadores de telemarketing**

Se estiver recebendo uma ligação não solicitada de alguém tentando sugar seu dinheiro em troca de bens ou serviços que você não está procurando, é aceitável desligar. Você não pediu essa ligação. Você não precisa aceitá-la. Algumas pessoas pensam que dispensar um operador de telemarketing é rude, mas acredito que o próprio telemarketing é uma área cinzenta, na qual você pode entrar e se deliciar, como sua própria jacuzzi no terraço.

Qualquer coisa que não seja o tom de discagem é uma erva-dos-gatos para esses sedutores, que estão armados com *scripts completos* para impedir que você desligue, não importa quais as palavras que use ao tentar recusar educadamente seus produtos ou serviços.

Por exemplo, se disser: "Hoje não, obrigado", eles responderão: "Ah, mas essa é uma oferta única — você tem certeza de que quer recusar?" (Cagão: ativado!) E se você disser: "Honestamente, não estou interessado", eles rebaterão com: "Já ouvi isso antes, senhor, mas se você me permitir explicar melhor, mudará de ideia." (Ainda na linha? Bunda-mole.)

Se não acabar com isso logo, esse impassível *pas de deux* continuará até que suas defesas fiquem desgastadas, e em seis a oito dias úteis você será proprietário de uma turbina eólica com desconto

Responda Sim ou Não 75

que fará com seu quintal parecer um campo de minigolfe futurista de baixo orçamento.

Apenas des - li - gue.

Ou — e é isso que faço — rastreie as merdas das chamadas e nem atenda. **Não Poderoso. BUUUM.**

Dica de Uso: Arquive em "nem li e nem lerei". Espero que não seja necessário dizer que, se você receber um e-mail não solicitado ou solicitação de correio tradicional para qualquer coisa que não queira comprar, patrocinar ou assinar, basta clicar em DELETE ou arquivá-lo e nunca mais pensar nisso. Nem uma vez. Sério, está tudo bem.

- **Merdas grátis**

Algumas pessoas aaaaaamam merdas grátis. Móveis, eletrônicos, canoas velhas — você escolhe. Isso é ótimo para elas e para os investidores da série A no Craigslist. Mas VOCÊ não precisa dizer sim só porque uma pessoa quer lhe dar a merda. Se disser não, ela encontrará outro otário; ou a deixará no meio-fio para fazer o dia de sorte de uma criança; ou a levará ao Exército da Salvação ou à lixeira; ou a guardará, o que talvez tenha sido o desejo secreto do cidadão.

Como arrumadora compulsiva, sou conhecida por doar muitas coisas. Quando nos mudamos para a República Dominicana, nossos ex-vizinhos, Matt e Liz, receberam uma coleção gloriosamente completa de taças Crate & Barrel. Vinho tinto, vinho branco, champanhe, martini — a porra toda. Estamos falando de *taças*, pessoal!

Mas, embora adore quando amigos ou estranhos aceitam minha merda, também não me importo se disserem não. É sua prerrogativa. Portanto, se alguém (inclusive eu) oferecer roupas, ferramentas, utensílios domésticos ou canoas que você não deseja, não hesite em consultar esta página para responder:

"Hmm, não faz meu estilo. Talvez (um amigo cujo estilo combine com o item) queira."

"Não tenho onde pendurar uma tapeçaria de 3m da *Última Ceia*, mas obrigado."

"Agradeço a oferta, mas acho que não preciso de um estêncil para torradeira igual ao da TV."

"Já tenho um", ou, "Que engraçado, acabei de me livrar de um também!"*

> **Dica de Uso: Tenho que pensar nisso.** Dizer não pessoalmente, no ato, pode ser complicado. Não há muito tempo para pensar em Por que Sim/Quando Não quando se está em pé de igualdade com um colega humano que tem a intenção de obter uma resposta. Prometo que, com a prática, ficará mais fácil: ("O *não*mento da verdade"), mas, enquanto isso, adote a frase: "Vou ter que pensar nisso." É uma maneira educada e natural de criar uma PAUSA na conversa até que você esteja pronto para continuar — seja em dois minutos, dois dias ou duas semanas a partir de nunca.

---

* MENTIRA. Você *está mentindo*.

• Aqueles que desejam convertê-lo à religião deles

Não gosto de ser exortada a me juntar ao bando de ninguém, especialmente se a investida implica me assediar na rua ou aparecer em minha casa sem ser convidado. O último acontecia com pouca frequência na pequena cidade em que cresci e, um dia, atendi a estranhos e gritei: "Não queremos nada!", antes de bater a porta triunfantemente em seus rostos e voltar para a sala de estar com meus pais perplexos. Meu pai se levantou para investigar e era uma família cujos ancestrais já haviam sido donos de nossa casa, e que só queriam vê-la enquanto passavam. Deixei meu pai cuidar disso enquanto eu morria de vergonha atrás do sofá. Ops. Corte cedo demais, Sarah.

Mas, ei, posso aprender com meus erros, e você também pode! Existem maneiras mais educadas de afastar visitantes inesperados, sejam eles testemunhas de Jeová ou não.

Primeiro, descubra o que os batedores de porta querem. Se seu vizinho quiser sua furadeira emprestada, já tratamos disso (veja a página 74). Se forem estranhos solicitando doações ou assinaturas, não se preocupe, chegaremos lá. E se realmente forem loucos por Jesus, e você não o for, diga:

"Não tenho interesse, obrigado."

"Respeito, mas não sou chegado a religiões institucionalizadas."

"Você está me abordando com o crucifixo errado. Tenha um bom dia."

NÃO PODEROSO OPCIONAL:

Não levante. Sossegue. Não atenda. (Ou atenda, mas usando apenas um gorro de Papai-Noel e um colar de pisca-pisca.)

Com licença, você se preocupa com as mudanças climáticas?

É claro que me preocupo com as mudanças climáticas — não sou idiota. Mas muitas vezes não quero parar no meio de uma calçada movimentada para assinar uma petição ou preencher um questionário com influência legislativa questionável. Quando sou abordada assim, seja por um legítimo benfeitor ou por uma criança com uma prancheta e uma suspeita desinformação sobre os benefícios de um imposto sobre o carbono em troca do meu e-mail, digo: "Sim, me preocupo com as mudanças climáticas e aprecio o que está fazendo, mas tenho meu jeito de apoiar a causa." Ou continuo andando, porque morei em Nova York por 16 anos e sou treinada para ignorar qualquer comentário que não seja: "Um rato está prestes a subir na sua perna."

• Doses

Estou falando de álcool, não de vacinas. Você definitivamente deve ser vacinado, e eu e meu frágil conhecimento de imunidade estamos dispostos a receber ameaças pelo correio por dizer isso. Mas se um barman está empurrando jarras de litros de um suco duvidoso que você não deseja beber, uma das respostas a seguir deve salvar sua pele:

Responda Sim ou Não 79

"Não quero."

"Não, outra pessoa deve se interessar."

"Tenho uma política pessoal contra doses."

Ou você pode aperfeiçoar um movimento que meu marido usou em uma despedida de solteiro alguns anos atrás, que envolve aceitar a dose e inclinar seu corpo de modo que a mão que a segura fique escondida pelo seu rosto e quando todos brindarem e beberem seus Jägers ao mesmo tempo, a sua passa por cima do ombro e cai no chão em vez de deixar um rastro na corrente sanguínea. Não por coincidência, é mais fácil ter sucesso nessa manobra se estiver mais sóbrio que as pessoas ao seu redor.

- **Captação de recursos (veja também: doações, empréstimos e investimentos, página 141)**

Certa vez, participei de algumas noites de uma campanha de arrecadação de fundos para Harvard. Era um trabalho que pagava a graduandos como eu um magro salário por hora para ligar para uma lista de ex-alunos que se comprometeram a doar para a universidade e fornecer um lembrete amigável de que hoje poderia ser o dia.

Para ser sincera, me senti um pouco indelicada, mas havia biscoitos.

Nossas listas foram divididas pelas turmas de graduação dos doadores, para que pudéssemos mencionar se houvesse um aniversário chegando como um 50º reencontro, ou dizer: "Ah, você sabe quem mais era da turma de 1988?" Torne a conversa pessoal, continue falando e consiga o número do cartão de crédito no processo.

Em dado momento, percebi por que os outros alunos que fizeram isso antes pegaram as listas dos recém-formados e deixaram as de 1950 e escolheram calouros como eu. Inicialmente, pensei que teria mais sucesso com ex-alunos mais velhos, que tiveram tempo de acumular suas fortunas, em vez dos 20 a 40 sobrecarregados com as dívidas estudantis que eu mesma pagaria nos próximos 12 anos. Então uma bela senhora atendeu e, quando expliquei que estava ligando sobre a promessa do marido de doar para a *alma mater*, ela me informou que ele não doaria... porque tinha morrido.

Tipo, há *pouquíssimo* tempo.

Tipo, no dia anterior.

Que foda.

Ou seja, sei que a captação de recursos é um trabalho de merda e que alguém precisa fazê-lo. Universidades, campanhas políticas, pesquisa médica, salvação de uma espécie inteira ou um único ponto de referência local que está prestes a ser destruído: para as organizações que pedem seu dinheiro, essas são causas nobres e essenciais; para você, nem tanto. De qualquer forma, você pode estar falando com um funcionário remunerado ou apenas um voluntário não remunerado ou um universitário pobre ou um estagiário que fez a diferença. Não faz mal aos pandas ser polido.

"Aprecio o que está fazendo, mas não posso doar hoje."

"Não é um bom momento para mim. Tenha um bom dia."

"Não estou interessado, mas boa sorte para você."

MENTIRINHA ACEITÁVEL OPCIONAL:

Aproveite mais uma vez minha gafe e diga que a pessoa que seu interlocutor procura morreu recentemente. O que ele vai fazer, buscar no Google? Não, ele vai desligar, comer outro biscoito e seguir adiante na lista.

* * *

Em seguida: ofertas semissolicitadas. Você se coloca a prêmio — fortemente — ao entrar em uma loja ou se sentar em um restaurante, mas ainda tem o direito de dizer *le** ou só o que precisar.

● **Posso ajudá-lo a encontrar algo?**

Sejam os vendedores da H&M em que você entrou para aproveitar o ar-condicionado ou o cara tentando vender um papagaio em Copacabana, eles estão apenas expondo produtos, e você pode recusar. O mesmo vale para qualquer vendedor de mercadorias na esquina ou no metrô. (Digo isso como uma mulher que vive na República Dominicana, que mais de uma vez rejeitou um sujeito que vende *queijo mozzarella fresco* exposto em sua moto.)

Se está tentando relaxar nas férias ou sair do ponto de ônibus para seu escritório sem comprar uma saia de raiom, um pássaro

---

* Funciona melhor se estiver em Malta, pois é "não" em maltês.

82   Não, porra!

tropical vivo ou um DVD do novo live-action de *Aladdin*, você pode ser polido, mas firme, das seguintes maneiras:

"Não, estou só olhando."

"Já estou de saída, obrigado."

"Desculpe, estou com pressa!" (Não é o ideal se estiver deitado de bruços em uma toalha de praia, naturalmente.)

"Sou alérgico a pássaros."

"Não sou um grande fã de Will Smith, pra ser honesto."

Dica de Uso: Não tão rápido! Se seu cabeleireiro sugerir uma mudança radical de corte, cor ou modelagem das costeletas, não há problema em dizer: "Hoje não, obrigado. Preciso de mais tempo para me acostumar com a ideia." Por um lado, eles veem muitos cabelos diariamente e, sem dúvida, sabem o que ficaria bem em você. Por outro lado, Cersei Lannister *morreu* antes de o joãozinho voltar a crescer. Fica a dica.

- **Deseja batatas fritas com isso?**

Não tenho nada contra os vendedores empurrarem produtos, como conceito. Aprecio ter sido informada de que há mais quatro cores dessa blusa esperando por mim na prateleira ao virar a esquina, e que se eu comprar a versão de 300ml da minha loção favorita em vez de a pequena, desbloquearei 10% de desconto na minha próxima compra. Feito, Bath & Body, seu apelão.*

Entendo que os garçons sejam treinados para tentá-lo com petiscos, sobremesas e bebidas, porque isso engorda a conta e, em consequência, a gorjeta. O mesmo acontece com cabeleireiros ganhando comissão por pomadas de alta qualidade e escovas de pelos de texugo, e corretores de imóveis que aumentam seu limite de gastos porque há dois quartos *perfeitos* com espaço ao ar livre *um pouco fora do orçamento*. E os veterinários que insistem em comida caseira cara para um dono crédulo, como se os animais não comessem as próprias fezes regularmente e vivessem para contar a história? Boa jogada.

Mas vale tudo no não e na guerra. **Você tem permissão para recusar a atualização ou o serviço adicional.**

Nem sempre me preocupei com esse tipo de coisa. Por exemplo, o consultório do meu médico em Nova York costumava fazer negócios secundários desovando suplementos em pacientes no caixa, e tenho vergonha de dizer que um frasco de US$45 de Bone Builder me seguiu por dois

---

> **6 maneiras de dizer não a pessoas tentando convencê-lo**
>
> "Tô de boa!"
>
> "Prefiro ficar com minha escolha inicial."
>
> "Nem."
>
> "Boa tentativa, mas não."
>
> "Realmente preciso me ater ao orçamento."
>
> "Não, obrigado!"

---

* A propósito, você sabia que há vários manuais mais hilários, profanos e de autoajuda na série? http://nofucksgivenguides.com/the-books/ [conteúdo em inglês].

apartamentos por cinco anos antes de eu finalmente jogá-lo fora e admitir a derrota.

Nunca cometi esse erro novamente, mas infelizmente o **"remorso do comprador" só se torna um impedimento futuro *depois* que você compra alguma coisa.** Em vez disso, economize com um não antecipado, apaziguando você e sua carteira com as seguintes verdades:

As pessoas que estão tentando vender suas merdas estão acostumadas a ouvir não. Elas não levam para o lado pessoal e, se o fazem, não devem trabalhar com vendas. O problema não é seu.

Você não é o primeiro a dizer não a um ambulante nem será o último. Se não quer ser o único que soca sua casa, escritório, carro ou sistema digestivo com lixo de que não precisa, preste atenção.

Dizer não é grátis. Shakes de proteína orgânica para seu gato, não.

- **Desculpe, tudo bem?**

Não é uma tática de vendas por si só, mas uma pergunta feita com certa regularidade por pessoas as quais você paga por bens e serviços e para quem você provavelmente responde sim com bastante frequência quando realmente quer dizer: "NÃO, PORRA, NÃO ESTÁ."

Digamos que você esteja em um restaurante e, como é um cliente responsável e não presume que a cozinha vá fornecer qualquer coisa que seu humor ditar, você lê o cardápio. Bom trabalho. Você decide seu pedido — novamente, diretamente do cardápio —, mas alguns detalhes permanecem incertos. Por exemplo, o menu indica "refrigerante de cola" ou "mostarda", mas não especifica de que tipo. Então, quando você repassa seu pedido ao garçom, diz exatamente o que deseja: Coca-Cola Diet e mostarda Dijon. Nesse ponto, o garçom diz que, na verdade, eles servem apenas Pepsi e mostarda amarela:

"Desculpe, tudo bem?"

Se você *não pode, não deve* ou *não quer* aceitar o substituto, NÃO É NECESSÁRIO DIZER SIM.

Esse não é um conceito complicado e, no entanto, muitos de nós ficam com a língua presa e agradam as pessoas dizendo sim, e acabam **pedindo e pagando por coisas que não queriam e de que não gostam.** Que porra é essa? Basta dizer: "Obrigado por me avisar, nesse caso, vou tomar um chá gelado", ou, "Abomino mostarda amarela. Que bom que perguntei!" E recebe uma bebida satisfatória e um sanduíche de peru livre de condimentos duvidosos.

Mas, espere. Tem mais...

E se você especificar "Coca-Cola Diet" e o garçom *não mencionar* que só tem Pepsi, e você se engasgar com o primeiro gole e precisar perguntar: "Cara, isso é Pepsi Diet?". E ele disser: "Sim, não temos Coca Diet. Desculpe, tudo bem?"

VOCÊ ESTÁ LIVRE DIZER NÃO NESSE CASO TAMBÉM. Em que mundo vivemos!

Com exceção das alergias alimentares que podem levá-lo à UTI, o garçom nem precisa saber seus motivos e, tenho certeza, eles não se importam. Qualquer uma das seguintes respostas é aceitável:

"Na verdade, não gosto de (substituto) e prefiro ver outra coisa se estiver tudo bem." (Sim, está.)

"Hum, eu achava que sim. Não quero isso. Você pode cancelar meu pedido?" (Eles podem.)

"Peguei vocês. Infelizmente, se eu soubesse não teria pedido. Você pode cancelar da minha conta?" (É isso o que devem fazer.)

Deus, Pepsi é repugnante. Mas a lição maior aqui — além das simples substituições no pedido — é que **se alguém lhe oferece algo que você não quer ou faz algo de que não gosta e então diz: "Desculpe, tudo bem?", você não precisa, literal ou figurativamente, aceitar.** (Essa regra se aplica a todos, não apenas aos prestadores de serviço. Como a colega de quarto que pegou emprestado seu vestido de látex novinho em folha antes que você pudesse usá-lo e o esgarçou todo, porque tem 15cm e 10kg a mais que você. NÃO ESTÁ NADA BEM.)

O que está bem é expressar honesta e polidamente sua decepção, descontentamento ou desacordo, para que o que quer que seja não aconteça novamente — para você ou para futuras vítimas da manicure do Brooklyn que apelidei de açougueira da Waverly Avenue.

NÃO. NA VERDADE, NÃO ESTÁ NADA BEM.

Massoterapeuta	"Obrigado por perguntar. Está muito pesado. Você pode suavizar um pouco?"
Bartender	"Ah, nunca vi um martini decorado com coentro. Podemos ver outra opção? Talvez com... hmmm... não sei. Azeitona?"
Mecânico	"Você acidentalmente apagou todas as minhas predefinições de rádio? Não, colega. A única coisa que faria ficar tudo bem é um desconto de 10%. O que acha?"
Recepcionista de hotel	"Olha... se eu quisesse passar minhas férias dentro de um cinzeiro com papel de parede, teria pedido um quarto para fumantes. Como não quero, e nem o fiz, terei que pedir que você me realoque. Uma melhora gratuita é interessante frente a essa situação. Obrigado!"
Manicure	"Ai, isso dói. Por favor, tenha mais cuidado."

Aliás, o conselho anterior também é pertinente **para seu bem--estar pessoal.**

Se posso falar sinceramente por um momento (não é o meu *modus operandi* habitual, então tenha paciência comigo), parece que muitos de nós têm o impulso de afastar as pessoas quando perguntam: **"Ei, você está bem?"** Dizemos "Sim, estou bem" — mesmo quando fica claro em nossa aparência desgrenhada ou expressão descontente que não estamos.

Talvez mintamos porque não queremos explicar os motivos pelos quais não estamos bem. Ou porque não temos certeza de que a pessoa que pergunta realmente quer sabê-los.

Seja qual for o caso, eu fazia muito isso.

Mas, há alguns anos, tive o Dia da Desgraça, no qual a) fiz um exame ginecológico, b) peguei o trem errado, c) cheguei muito tarde, suada e ansiosa ao consultório do médico e d) descobri que a data estava errada e minha consulta era no dia seguinte, ou seja, e) eu teria que lidar tanto com a jornada quanto com a expectativa de ter meu colo do útero raspado novamente no dia seguinte.

Saí do prédio do ginecologista em um estado que se poderia chamar educadamente de "agitação" e caminhei pela rua em direção a Victoria's Secret, buscando o bálsamo testado e comprovado da terapia de varejo para meus problemas. Avaliando hoje, não sei que parte de "Fique nu e olhe seu corpinho ansioso e suado em um espelho de provador iluminado" eu pensava que me faria sentir *melhor* naquele momento, mas que seja.

Responda Sim ou Não **89**

Acabei nos provadores, onde uma jovem vendedora me perguntou se eu estava bem. Em vez do meu aceno educado habitual, evitando me aproximar, daquela vez eu disse: **"Sabe, pra ser sincera não, não estou tendo um dia tão bom."** Ela balançou a cabeça. "É, percebi pela sua cara. Venha, vou ajudá-la."

Naquele momento, me senti vista — meu lado bom e meu lado ruim. Um pouco do meu fardo foi retirado. Finalmente, as coisas estavam melhorando.

Portanto, a moral dessa história é que, se você não está bem — e alguém pergunta e seu instinto é mandar um: "Sim, estou bem" —, talvez deva dizer a verdade. Apenas diga: "Não, não estou bem" se isso for lhe abrir algumas portas e funcionar para você, mas você também pode ficar com um: "Não quero falar sobre isso, mas obrigado por perguntar."

Acho que você sentirá um pouco de alívio. E quem sabe? Pode até descobrir que usou o sutiã do tamanho errado a vida toda e emergir dessa conversa como uma nova mulher.

Francamente, acho que todos deveríamos ficar mais confortáveis dizendo/gritando "Não, não estou bem, porra!" — não apenas no Dia da Desgraça, mas quando fazemos coisas como cair de bicicleta ou acertar a virilha durante um jogo ou aleatoriamente tropeçar em um pedaço de grama no parque e cair de cara na frente de estranhos. É catártico. Outras coisas catárticas a dizer/gritar nesses momentos incluem:

90 Não, porra!

"Santa mãe de Cristo, que dor."

"EU *PAREÇO BEM, SUSAN?*"

"Por que vocês estão parados boquiabertos quando pelo menos um de vocês podia pegar uma bolsa de gelo e um coquetel?!"

E isso fecha essa rodada de treino. Uou! Em breve, aumentarei a aposta para **aqueles de quem você gosta, ou até ama, e também para os que têm seu destino (e às vezes salário) nas mãos**. Mas, antes de chegarmos lá, farei um pequeno desvio para examinar uma situação surpreendentemente comum dessa pesquisa.

Após todas as minhas perguntas intrometidas sobre criaturas a quem todos queremos e precisamos dizer não, perguntei: **"Há mais alguém em sua vida a quem você gostaria de dizer não?"**

E um monte de gente respondeu: A mim.*

Eu, a mim e comigo

Alguns dos entrevistados citaram **força de vontade**. Eles desejavam conseguir dizer não à voz nas próprias cabeças quando *queriam* comer um donut, mas achavam que *não deveriam*, porque arruinaria o jantar ou bagunçaria os níveis de açúcar no sangue.

Outros citaram **lutar contra os próprios demônios**, como o perfeccionista que *queria* continuar mexendo em um projeto, mes-

---

* Não a mim, mas a você, apesar de ter certeza de que meu marido respondeu a pesquisa e provavelmente deseja isso de vez em quando. Mas você entendeu.

Responda Sim ou Não 91

mo quando sabia que *seria bom* concluí-lo logo. Ou a pessoa que tenta e não consegue sufocar o Cagão que o faz dizer sim a tudo, mesmo que esteja claro que *não pode* fazer tudo.

Bem, se eles (e você) prestaram atenção — o que tenho certeza de que todos fizeram, porque vocês são incríveis — já perceberam que **não faz diferença** direcionar sua recusa para outras pessoas que esgotariam injustamente seu OPLF ou fomentariam seus maus hábitos e comportamentos.

VOCÊ define seus limites.

VOCÊ os aplica.

Como a cereja no topo da rodada de treinos, vamos dar um exemplo próximo e querido do meu próprio jeito Compulsivo por Agradar e Superador:

- **Planejando e organizando merdas**

É lisonjeiro que amigos e familiares pensem em você para preparar uma festa fantástica, planejar férias invejáveis ou uma viagem que Thelma e Louise teriam dificuldade em superar? Faz sentido que ex-colegas de classe pensem na pessoa que lidava com as vendas de bolos, rifas e preparação de bailes há 25 anos como a pessoa óbvia para planejar a reunião do próximo verão?

Sim. Todos sabem que você é criativo, organizado e confiável.

Além disso, você sempre diz sim a essas coisas. Eles sabem disso também.

Eu sei… é só que… sou tão bom nisso!

Sim, bem, SÓ PORQUE VOCÊ FAZ TUDO SEMPRE MUITO BEM NÃO SIGNIFICA QUE DEVA SE SOBRECARREGAR FAZENDO TUDO POR TODOS O TEMPO TODO.

Da próxima vez que lhe pedirem para reunir os gatos ou bancar o concierge, **faça a você, você mesmo e a si um favor:** explore as profundezas do seu OPLF, reconheça seus critérios, defina alguns limites (diga não A si mesmo) e aplique-os (diga não EM SEU BENEFÍCIO).

Em seguida, em vez do automático e habitual sim, dê uma dessas respostas para todos os fins:

"Muito obrigado por perguntar, mas para mim está bem o que decidirem. Não preciso estar no comando agora."

"Isso vai ser alucinante, confesso que prefiro desfrutar puramente como hóspede, não como anfitrião."

"Ah, estirei um músculo no mês passado e ainda está dolorido. Não vou participar dessa vez."

Sacou? **O "não" sempre começa com você.** Começa com você se perguntando sobre a situação em questão:

Posso?

Preciso?

Devo?

Farei?

E respondendo honestamente:

Não posso.

Não preciso.

Não devo.

Não farei.

Você precisa — como disse um dos entrevistados de forma brilhante — **"apertar o próprio botão do chega"**. Se não pode definir limites e aplicá-los *por si mesmo*, nunca poderá dizer não para qualquer outra coisa — incluindo um doce inanimado, um traço perfeccionista ou o Evite para a inauguração daquele novo espaço de gastronomia molecular em cuja lista de e-mails você de alguma forma acabou entrando, e essa não seria sua opção mesmo que pudesse estar em três lugares ao mesmo tempo no sábado à noite.

Um donut não pode forçá-lo a comê-lo. **Você tem todo o poder nesse relacionamento.**

Uma apresentação não exige que você reajuste cada slide em uma fonte um pouco mais atraente. **Você decide se esse é realmente um bom uso do seu tempo.**

Um restaurante não irá à falência porque você não teve tempo, energia ou meios para comer um ramequim de preço absurdo de espuma de celulose neste fim de semana. **Você pode simplesmente clicar em não.**

É por isso que se chama *auto*controle, *auto*aperfeiçoamento e *autoajuda*. Ei, não sou eu quem faz as regras. Só acabei de fazer os fluxogramas.

O prazer do não

Antes de avançarmos para a Parte II, quero apresentar um último resultado, potencialmente menos óbvio, mas não menos gratificante, da sua nova vida de *Não, Não Agora e Nunca Mais* — **quando VOCÊ aprende a dizer não e manter sua decisão, o resultado é positivo para TODOS.**

Sim, você ficará mais feliz quando estiver tirando da vida mais coisas boas e menos ruins —, e coisas boas são iguais à liberdade, uma tarde para si mesmo e um saldo em sua conta bancária em vez de em seu cartão de crédito. Coisas ruins são iguais a prazos insustentáveis, investidas indesejadas e aqueles filés de anchova que insistem em colocar sobre uma salada Caesar deliciosa.

E você ser mais feliz é a minha prioridade aqui. Mas, se você jogar bem com as cartas, lhe digo que *as outras pessoas também serão mais felizes*.

Seus amigos? Em vez de ensebá-los e deixá-los na sua mão, você os desapontará logo e com gentileza. Eles vão gostar! Quero dizer, você não gostaria?

Sua família? Em vez de fazer as coisas com eles e para eles sob coação, alimentando o fogo do ressentimento e criando o tipo errado de lembrança, você preservará a qualidade do tempo que passam juntos.

Seus chefes, clientes e colegas? Em vez de comprometer demais e potencialmente entregar pouco, você definirá expectativas gerenciáveis que o impedirão de se queimar quando seus circuitos se sobrecarregarem.

Por Deus, amo pessoas que sei que respondem rapidamente aos convites, *principalmente* se o recusarem. Ajudá-las a se planejarem com antecedência mostra que você se importa — muito mais do que aparecer por culpa ou senso de obrigação e não se divertir, porque nunca quis estar lá.

Expressar honestamente que você não pode me fazer um favor é um favor por si só. Agora tenho tempo para perguntar a outra pessoa. Ou não, caso seu não me fizer perceber que eu não deveria incomodar ninguém com isso. Corta o mal pela raiz, amado!

E ser claro e franco quanto à sua capacidade ou desejo de cumprir um prazo ou realizar uma tarefa tira meus pés do chão. VOCÊ É EXATAMENTE O TIPO DE PESSOA QUE QUERO NA MINHA EQUIPE.

Sim. Aprender a dizer não da maneira certa, na hora certa, com as palavras certas (e atitudes e expressões faciais e gestos com as mãos) pode melhorar seus relacionamentos e tornar todas as suas interações mais divertidas e proveitosas.

Esse **é o prazer do não.** E, como na culinária e no sexo, existem receitas e posições infindas para você chegar lá.

É na Parte II que a magia acontece.

VIRANDO UM NEGA-TUDO:

Como dizer não a praticamente qualquer coisa

Agora que você se permitiu dizer não, o restante do livro está repleto de toda sorte de munições de que precisará para fazê-lo.

Cobriremos **convites**, de jantares a casamentos, até ingressar em clubes; **favores** (pedidos *e* ofertas); **pedidos de permissão e recusa de consentimento**; entrevistas, demandas e **negociações profissionais**; e acerto de contas com **parceiros românticos**. Ao longo do caminho, mostrarei exemplos para amigos, encontros, chefes, artistas de rua e muito mais.

Então, como as coisas tendem a ficar mais complicadas quando se trata de pessoas com quem você compartilha material genético (ou mesmo apenas um sobrenome e um plano da Verizon), a **família está em uma seção à parte**. Apresentarei uma extensa coleção de negações para **pais, irmãos, filhos, tios, primos e qualquer outra pessoa a quem esteja vinculado por sangue, casamento, adoção** ou porque sua família é dessas em que você chama o Bill, amigo do seu pai, de tio, mesmo que não seja realmente seu tio.

Tem **sogros**? Estão no pacote.

Ao longo da Parte II, mostrarei um pouco mais da Teoria do Não; desencadearei **várias histórias pessoais divertidas e instrutivas**; e o ajudarei a construir uma base sólida e firme para **declinar, recusar, cortar, deixar passar e optar por não participar de nada que seu coraçãozinho desejar**.

Ou não desejar, conforme for o caso.

Então, o que está esperando?

Luzes, câmera, a*Não*!

100　Não, porra!

CONVITES

fêtes extravagantes, encontros informais, inaugurações, rituais xamânicos e clubes

Cheguem mais, meninos e meninas, enquanto defendo o motivo para cada convite emitido em seu nome não merecer seu *sim*.

Caso A: Sabia que "convite" vem do latim *invitare*, que significa "convidar, considerar, entreter"? Em face disso, é uma coisa legal... se você deseja ser convidado, considerado e entretido, e pode aceitar. **Mas, assim como é prerrogativa de um anfitrião fazer a oferta, é seu direito negar.**

Caso B: Digamos que alguém o "convide" para o casamento, a formatura do ensino médio dos filhos ou o círculo bimestral de tambores no parque, e deixe claro que espera que você não diga nada além de *Sim, sim, um milhão de vezes sim!* Esse convidador está se comportando como um rei que exige a exibição especial de uma peça, porque *ele* quer vê-la sob circunstâncias agradáveis e convenientes para *ele* — não necessariamente para os 22 artistas de *Sonho de uma Noite de Verão*, que estavam sonhando com uma noite de verão de folga esta semana. **Isso não é um convite; isso é uma intimação.**

Caso C: **FODA-SE. ESSA. MERDA.**

Entendo por que você acha difícil dizer não aos convites. Estou lhe dizendo que não precisa ser. De galas de black-tie a encontros casuais ou convites para um encontro, ingressar em um clube, comitê ou liga de softbol, cada cenário pode ser diferente, mas a mecânica da confirmação de presença permanece a mesma: **se você não pode, não deve, ou não quer ir, basta dizer não.**

Eu lhe dei as ferramentas para identificar sentimentos de culpa e obrigação, e impedi-los de florescer. **Agora, tudo o que precisa são as palavras** — palavras com as quais recusar e com as quais explicar melhor sua recusa, se achar necessário. O que eu não acho.

Mas, Matt, se ainda está lendo, *HÁ MAIX TÁTICAS EM VISTA!*

102 Não, porra!

Primeiro: um detalhe sobre os Cagões

Uma grande parte de *Não, porra!* se baseia em **aprender a dizer não com confiança**: ao dizê-lo, destinado aos outros, mas também com confiança em quem você é, no que deseja e no que é preciso para alcançá-lo.* Essa habilidade servirá particularmente aos Cagões, que devem prestar muita atenção a esta seção, porque, provavelmente, tirarão maior proveito do que a maioria.

- **Os Cagões podem ser introvertidos que acham isso inaceitável.** Como se houvesse algo errado com eles, e DEVESSEM dizer sim porque "pessoas normais" GOSTARIAM de dizer sim. Me desculpe o termo, mas isso é uma puta palhaçada. Não há nada de errado com você e não deixe que normas culturais arbitrárias o convençam do contrário. **Você precisa desenvolver confiança em QUEM VOCÊ É.**

- **Os Cagões podem saber o que querem, mas não aceitam que têm que *desistir* de algumas coisas para obtê--lo.** E, me desculpe, pessoal, mas a vida é assim. Você precisa tomar decisões e conviver com elas, ou vai passar seus dias e noites tão destruído pelo arrependimento que sequer conseguirá aproveitar o que escolheu, porque não disse sim a

---

* Pensando bem, combater o Cagão é um golpe de dois ou três NFGGs: *Calma aí, porra!*, uma tendência à lógica e à razão; *You Do You* ["Aí é contigo", em tradução livre], um manual para autoaceitação; e o velho e confiável *A Mágica Transformadora do F**, no qual peço que parem de se importar tanto com as opiniões de outras pessoas. Você tem que admitir que sou coerente.

Virando um Nega-Tudo: Convites **103**

outra coisa. Se, no final, você achar que fez a escolha errada, aprenda com ela e aplique essa lição no caminho.

Você precisa desenvolver confiança no QUE QUER. No sentido de "perder" coisas divertidas, o Cagão assume duas formas: **Antes e Depois.**

- **ANTES: ansiedade e indecisão, alimentadas pelo potencial arrependimento.** Você avalia suas opções — o que QUER fazer (dizer não) e o que acha que DEVE FAZER (dizer sim para não perder a diversão, o vínculo com os amigos ou o tipo de momento estranho, maravilhoso e inesperado em que as futuras histórias do jantar são feitas, do qual você *também* ficará de fora). Nesse cabo de guerra interno, não há vencedores.

- **DEPOIS: ansiedade, alimentada por questionar a decisão que você finalmente tomou.** Você está sentado em casa (ou onde quer que tenha escolhido) e está preocupado de ter feito a ligação errada. Esse sentimento dificulta a tomada de decisões no futuro. Ah puxa, voltamos ao ANTES.

A dificuldade é real, e o ciclo é vicioso. Também é puramente emocional, e você pode neutralizá-lo com duas das minhas coisas favoritas: **LÓGICA e RAZÃO.** Faça a si mesmo estas perguntas quando o Cagão estiver dominando:

- **ANTES**

Quais são as consequências de dizer não? Você *definitiva-mente* consegue fazer o que quer.

Quais são as consequências de dizer sim? Você *pode* se divertir, mas também pode ficar tão infeliz quanto espera, e é por isso que quer dizer não em primeiro lugar.

Qual dessas probabilidades parece melhor para você? Agora, faça suas apostas com confiança.

> **3 coisas para fazer quando o Cagão dominar**
>
> Lembre-se de que o Instagram se alicerça em mentiras;
>
> Seja grato por ter sido retirado do texto de planejamento do grupo mais cedo em vez de mais tarde;
>
> Mude de ideia, vista as calças e vá!

- **DEPOIS**

Você tinha tempo, energia e/ou dinheiro para gastar com esse convite? Possivelmente não.

Se tinha, queria gastá-los? Claramente não.

Você está feliz com as coisas nas quais escolheu gastá-los? Se assim for, deleite-se com suas habilidades de tomada de decisão! Caso contrário, você sempre pode fazer uma escolha diferente da próxima vez.

Se ajudar, saiba que tenho toda a confiança de que você vai acertar. (Em algum momento.)

Virando um Nega-Tudo: Convites

> **Dica de Uso: Saia da sua cabeça.** Fazer e responder a todas essas perguntas em voz alta o ajudará a ver as coisas com mais clareza, ou até mesmo perceber que está sendo meio bobo. Principalmente se perguntar em voz alta com sotaque escocês, o que acho que todos concordamos que é delicioso.

RSVP sem arrependimentos

O último convite para o qual eu disse não foi um jantar de aniversário de uma boa amiga.

Por quê?

Como meu marido e eu teríamos convidados de fora da cidade chegando no mesmo dia e, embora meu amigo dissesse que eles eram bem-vindos, eles teriam sobrevivido a 18 horas de viagem e não conheceriam mais ninguém na mesa. E eu não queria participar de um grande jantar em grupo naquela noite, fazendo apresentações e tendo conversas superficiais, quando podia relaxar em minha própria casa com dois velhos amigos que só vejo uma vez a cada dois anos. Você acha que isso foi rude? Ou egoísta?

Talvez. Você disse que ela é uma das suas "boas" amigas, mas não foi ao jantar de aniversário dela, mesmo que pareça que poderia.

Ok. Agora, e se eu lhe disser que tínhamos um plano diferente para fazer uma viagem de barco comemorativa alguns dias depois, e que eu já tinha lhe dado um belo presente? Em outras palavras, que eu não sou um monstro que irrita meus amigos em seu dia especial, e eu a honraria de muitas outras maneiras.

Ah, houve circunstâncias atenuantes. Acho que tudo bem, então.

Sim, estava tudo bem. Mas isso não vem ao caso.

A questão é que não preciso que mais ninguém faça esse julgamento por mim, e você também não. **Não há problema em recusar um convite por qualquer motivo**, e certamente não devemos bater palma para macaco de realejo, a menos que estejamos escrevendo um manual de aconselhamento com o objetivo expresso de argumentar.

O motivo é seu

Cobrimos a honestidade em relação à polidez, i.e., quando ser muito de uma o faria ter pouco da outra. **Mas há benefícios em ser honesto, mas *inespecífico*, mesmo se a polidez não entrar em cena.**

Você notará que muitas das minhas respostas de exemplo ao longo do livro **não exigem um motivo específico** além de "não posso", "não devo" ou "não quero". Em vez disso, elas meramente **comunicam a decisão que você tomou** como resultado dessas razões (por exemplo: "Não irei"), talvez com um toque adicional ("Mas pensarei em você").

Isso se deve em parte à necessidade de os conselhos de *Não, porra!* serem amplamente aplicáveis, e ao fato de eu não conhecer sua vida. Mas também a **você não precisar se justificar para os outros**, como acha que precisa.

Se isso facilitar as coisas para você, compartilhe por todos os meios seu motivo específico para recusar. ("Não posso ir à festa porque irei ao funeral da minha avó.")

Posteriormente no livro, defendo **uma franqueza extra, quando o ajudar a evitar uma situação** semelhante no futuro. ("Não posso ir à festa porque tenho uma ansiedade social incapacitante, então, em vez de inventar uma nova mentira toda vez que me convidar para algum lugar, serei sincero.")

E **se você tem um conflito de agenda real** (além de um funeral, que é sempre um coringa) e explicar os detalhes de sua recusa o fizer se sentir melhor, vá em frente.

Mas você não *precisa*.

Às vezes, dar uma razão para a recusa (você: "Não posso ir à festa porque preciso acordar cedo amanhã.") *incita* a contra-argumentação (seu amigo Krishnan: "Quem precisa dormir quando se tem um DJ e um open bar?")

Se você não der um motivo, não precisará defendê-lo.

Ninguém tem tempo para essa merda.

Mantendo o brilho do não

Então, voltando ao RSVP do meu recente jantar de aniversário. Eu disse a minha amiga: "Não vamos conseguir ir", ela insistiu um pouco (como a maioria das pessoas), mas me mantive firme, e ela aceitou minha resposta.

Pera lá — volta um segundinho. Como você se manteve firme? Como, literalmente, COMO???

Devagar com esse andor! Como mencionado, estou criando um curso em livro sobre isso. Mas entendo que **se manter firme** *após* **dizer não** é uma lição tão importante e valiosa quanto se esforçar para dizê-lo.

Aqui estão algumas putas dicas para você começar:

TODA AÇÃO PROVOCA UMA REAÇÃO

Só porque alguém expressa sua decepção não significa que está chateado com você ou tentando fazê-lo mudar de ideia. Tudo bem você dizer não; é bom que eles reajam a isso — e, se disserem: "Isso é muito ruim", ou "Eu gostaria que fosse", aceite de coração aberto. Você pode dizer: "Eu sei", ou, "Obrigado, eu também" e desarmar o drama que está se formando na sua (e somente na sua) cabeça.

É COMPLETAMENTE NATURAL

As pessoas também podem responder pressionando ativamente por uma resposta diferente, como: "Que saco. *Tem certeza* de que não consegue?", ou, "Você não pode ficar nem um pouco?" Isso é normal. Todos queremos o que queremos, e, se ainda houver uma chance de conseguir, muitos de nós não veem problema em pressionar. (Bem menos, espero, após lerem este livro, mas não vamos nos precipitar.) Não fique na defensiva, tudo o que isso faz é enviar um sinal de que é possível argumentar. Não é! Reitere sua posição

Virando um Nega-Tudo: Convites **109**

— também conhecido como o que você quer — com um "Eu realmente não posso, desculpe", ou, "Infelizmente isso não será possível". Você vai se surpreender com a rapidez com que a conversa seguirá seu curso.

SENTIMENTO DE CULPA

Se o consagrado forçar a barra — com "Tá de sacanagem?", ou, "Poxa, nunca pensei que você diria não" —, mas ainda estiver falando, em vez de gritar com você, isso cai naquele território passivo-agressivo que discutimos nas páginas 53 e 54. E o que fazemos? Nós IGNORAMOS. Ou respiramos fundo e CONCORDAMOS. Dizemos algo como: "Não tô", ou, "A vida é uma caixinha de surpresas!" Você pode ser sincero e honesto, e ainda assim manter a calma. E a maioria das pessoas na verdade não quer ser idiota — quando vê que você não está mordendo a isca, é provável que desista, aceite sua resposta e apenas fale sobre você pelas costas, como já queria.

NÃO NEGOCIAMOS COM TERRORISTAS

Por fim, se recusou um convite e o convidador está mais do que chateado, irritado e/ou ameaçando cortar completamente os laços com você se não mudar de ideia, seus outros planos ou o fato de que você vive a quatro estados e um bilhete de avião de 500 paus de distância, consulte mais uma vez a página 53: "Algumas pessoas simplesmente não desistem." Você já sabe o que fazer.

E não vamos nos esquecer de que **são precisos dois para dançar esse tango emaranhado.** Dou a minha amiga do aniversário uma tonelada de crédito por abandonar o problema tão rapidamente.

110 Não, porra!

Todos devemos ter a sorte de ter — e *ser* — amigos iguais a ela. **No fim das contas, é muito melhor ser alguém que aceita o não como resposta do que alguém que não o faz, e faz as pessoas viverem uma grande merda por isso.** (Observe que, para alguém assim, este livro é um excelente presente de aniversário.)

Então, como VOCÊ obterá ótimos resultados na próxima vez que alguém o convidar para algo que não pode, não deve ou não quer?

Estou feliz que tenha perguntado.

Cenãorios: festas

● **Jantar***

Independentemente de o dia ou a hora serem convenientes, refeições em grupo sobrecarregam introvertidos, são difíceis para quem faz dieta e demoram para os que preferem ir para a cama a tempo de que o bonitinho Trevor Noah lhes diga o que está acontecendo no mundo. Particularmente, gosto de jantares, mas nem sempre quero ir a todos para os quais me convidam. Se você também não quer, supere seu lado Compulsivo por Agradar e Cagão, e diga não.

> "Você é muito gentil, mas minha semana já está cheia, e preciso de uma noite de folga de interação com pessoas e calças sociais."

---

* Também se aplica a festas relacionadas a refeições que ocorrem mais cedo. Foda-se aquele almoço, é isso o que estou dizendo.

"Muito obrigado, mas dessa vez vou ter que deixar outra pessoa aguar na sua berinjela à parmegiana. *Buon appetito!*"

> **Dica de Uso: Tempere com elogios.** Como uma tigela de burrito com Chipotle, todo "não" pode ser personalizado. Gosto de temperar o meu com o molho picante dos elogios.

- **Festas a fantasia (temáticas, de datas comemorativas etc.)**

Elas não se resumem mais apenas ao Halloween e às Festas Juninas. Se estiver disposto a colocar ainda mais esforço em uma festa do que o normal, abrace a causa. Caso contrário, não vá:

"Não, obrigado. Não uso uma fantasia desde um infeliz ano da festa da toga, e por boas razões."

"Infelizmente, máscaras agravam meu eczema."

Para participação em fantasias de grupo:
"Obrigado, mas tenho medo de me espremer naquela roupa de couro de policial do Village People e nunca mais sair dela."

- **Apresentações (Oscars, Tonys, Super Bowls, *Bachelorette* finales etc.)**

Quem não gosta de assistir em grupo a quatro horas de um evento televisionado conseguindo ou não ouvir, estando ou não bem instalado? Ah, espere: eu não. Aqui está como eu daria um Corte honesto e educado se alguém solicitasse o prazer da minha presença em uma apresentação, por exemplo, ao *Hamilton Live!* na Fox:

"Obrigado pelo convite, mas como o próprio Lin-Manuel diz no rap: Vou ter que passar essa."*"

> **Dica de Uso: Trocadilho é aliado.** Aceite isso de alguém que conseguiu produzir 5 livros em 4 anos — há uma letra de música, título de filme ou trocadilho para você passar por qualquer bloqueio criativo, incluindo a composição de um não. Não é possível chegar ao baile militar do Walter? "Desculpe cara, mas como [um dos zagueiros dos times], vou passar."

- **Inaugurações (galerias, restaurantes, teatro etc.)**

Para mostrar que sei jogar, incluí lançamentos de livros aqui — e realmente qualquer festa de lançamento (exceto chás de bebê, um tipo de festa de lançamento de que falaremos logo). E como lembrete periódico: Não estou dizendo que você DEVE dizer não a essas coisas. Apenas se DEVER ou QUISER recusar, repita comigo:

"Estou feliz por você. Será fabuloso e estou torcendo por você, mesmo que não possa estar lá."

"Parabéns por [evento]! Certamente brindarei em sua homenagem de longe."

---

* No original, *I'm gonna have to 'say no to this*, referência ao rap de Lin-Manuel "Say yes to this". "Say no to this" é uma canção do musical *Hamilton*. [N. da T.]

• Aniversários

Aniversários são uma excelente desculpa para farrear. Mas se você não quer, não quer. Seu amigo/ente querido/chefe/colega etc. não vai entrar em combustão espontânea se você não aparecer, seja na sala dos fundos de um bar mal-afamado local ou na seção VIP do MGM Grand, em Las Vegas. (Eu disse não a ambas as pessoas na memória recente, e minhas amizades estão intactas.) Portanto, se der um não a um desses, avise e siga seu baile, longe da festa original.

Para alguém que você ama:
"Me desculpe, não vou poder ir, mas amo você!"

Para um conhecido ou alguém que você só tolera:
"Parece ótimo, mas eu e meu chapéu de festa já temos compromisso. Aproveite!"

Para uma criança:
"Já tenho planos, mas diga a Skylar que se divirta na casa inflável!" Ou quaisquer palavras mais atuais que ela entenda. Estou enferrujada em conversar com crianças pequenas."

Para um cachorro:
"Ei, obrigado pelo convite, mas minha perna sensual tem outro destino este fim de semana."

> **Dica de Uso: Faça com os outros...** Ao reunir a coragem de dizer não, pondere como você gostaria que outra pessoa respondesse ao seu convite, se ela não pudesse ou não quisesse se juntar a você. Você não gostaria que ela se sentisse pressionada a dizer sim, gostaria? Exato.

• Debutantes

Sejam marcos como chegar aos 15 anos ou meio século, ou cerimônias culturais ou religiosas como quinceañeras e bar mitzvahs, existem algumas celebrações de aniversário que carregam o peso de um pouco ou muito mais obrigação. Ou devo dizer um "senso de obrigação". Se você não pode, não deve ou não quer participar, recuse de forma educada — reconhecendo a importância do evento aos olhos de seu homenageado *e* seu direito de viver sua vida como quiser.

"Não acredito que está prestes a completar [idade]. Surpreendente! Me desculpe, não estarei lá para comemorar com você, mas espero que a festa seja memorável."

"Muitos parabéns pelo seu [marco]. Lamento não poder comparecer, mas estou muito orgulhoso de você e empolgado em ver o que os próximos [anos marcantes] trarão."

Virando um Nega-Tudo: Convites **115**

- **Despedidas**

Se despedir de alguém em público é ótimo. Talvez haja comida de graça: também ótimo. Mas se você não quiser ir, novamente, POR QUALQUER MOTIVO — tudo bem também. Bundas-moles, Compulsivos por Agradar e Superadores, esta é sua deixa:

"Ah, não estou livre nesta noite, mas boa sorte em sua próxima grande aventura!"

"Desculpe por perder isso — a AmEx corporativa pode fazer um último exercício extenuante."

NÃO SUBSTITUTIVO OPCIONAL:
"Não posso ir à festa, mas você está livre para almoçar ou beber comigo antes de ir?"

Em cima da hora

Muitas festas são realizadas em cima da hora, o que pode dificultar sua participação. Pena. Mas, se você estiver inclinado a recusar de qualquer maneira, *apelar* para a surpresa é uma tática útil, pois o tempo de preparo é uma zona cinzenta. Para alguns de nós, "em cima da hora" é de menos de duas semanas; é o tempo para planejar nossas agendas. Para outros, pode ser dois dias ou dois meses. Quem vai policiar essa merda? Sua amiga Carol mal consegue administrar a própria vida; ela provavelmente não vai rastrear seus movimentos ao longo do ano e depois acusá-lo de mentir quando disser que a sessão só para convidados da semana seguinte "estava muito em cima da hora" para você.

---

116   Não, porra!

• Chás de bebê

Mesmo que você ame bebês e as pessoas que os fizeram, talvez não queira ou não possa comparecer toda vez que um de seus amigos e familiares se reunir comemorando uma gestação. Talvez a diversão esteja ocorrendo fora dos limites da cidade e seja muito longe para viajar por uma tarde. Talvez você tenha outros planos naquele fim de semana. Ou talvez você esteja resfriado e com certeza odiaria deixar alguém doente no terceiro trimestre, então acha que é melhor recusar e enviar um presente que promete não tocar, lamber ou respirar em cima. De qualquer forma, você tem opções:

"Espero que tenha um ótimo dia e receba todo o amor, atenção e babadores das melhores marcas que conseguir guardar em seu apartamento. Você vai precisar deles!"

"Não posso ir ao chá, mas estou enviando abraços para você e para o neném. E uma máquina de ruído branco para o seu quarto de hóspedes. Mal posso esperar para visitá-los!"

• Bodas

Bodas dos seus pais? Um provável sim por muitas razões. O Taco Fest de um ano sóbrio de seu amigo? Um forte talvez. (Você gosta de apoiar. E de tacos.) Mas há outras *fiestas* que podem não agradá-lo ou serem realizadas em momentos inoportunos ou em locais inacessíveis. Dependendo das circunstâncias, eu usaria um Não na Lata ou um Não Substitutivo:

"Já estou muito requisitada esta noite, mas que bom motivo para dar uma festa. Divirta-se!"

"Não posso, mas gostaria de vê-lo em breve para comemorar."

• **Aposentadoria**

Algumas dessas festas não exigem mais esforço do que levantar-se da mesa e arrastar-se para a sala de conferências B às 16h para levantar um copo de Prosecco quente aos 40 anos de serviço da Lorna. Outras são noturnas com um mestre de cerimônias, um DJ e uma quantidade excessiva de Midori Sours e danças coreografadas. De qualquer forma, se tiver que dizer não, faça-o de maneira oportuna (isto é, educada), para que o homenageado e/ou o organizador não fique constrangido. Por exemplo:

"Que bela realização! Parabéns, e lamento perder a chance de fazer um brinde constrangedor em sua homenagem."

"Tenho que recusar a festa, mas lembre-se daquela vez em que [inserimos a memória compartilhada no local de trabalho]? Bons tempos. Boa partida!"

"Obrigado por me incluir na festa [do homenageado], mas não poderei ir. Espero que tudo corra bem."

> ### Pena!
>
> Muitas vezes, ao recusar o convite de um amigo ou ente querido, você gostaria de suavizar o não com um "Eu gostaria de ir", mas quer evitar dizer *precisamente* isso, porque daria a Maggie a ideia errada de mudar a data da exposição de cerâmica para se adequar à sua programação. Se quer ser gentil, mas não quer deixar a porta aberta, "pena" é uma ótima maneira de fechá-la com suavidade e firmeza. *Pena, não vou conseguir! Pena, fico noivo neste fim de semana! Pena, te encontro na próxima!*

• Casamentos

Escrevi extensivamente sobre casamentos e eventos relacionados (despedidas de solteiro, chás de panela, *brunches* pós-casamento etc.) em *A Mágica Transformadora do F**. Doze páginas inteiras — COM DIAGRAMAS. O que mais há a dizer, principalmente quando tudo o que você normalmente precisa fazer é marcar a caixa "não" no cartão RSVP convenientemente incluído e colocá-lo no correio?

É assim que se recusa um casamento, pessoal. É muito simples.

Mas talvez você esteja ansioso porque sabe que **terá que explicar melhor seu não** — seja para a noiva ou o noivo, para a família ou para os amigos que desejam que você tivesse dito sim, para que todos possam dividir o custo de um carro alugado para New Haven. Chore no meu ombro. E, embora eu afirme que você não precisa dar razões, se não lhe apetecer ou se não lhe servir, reconheço que as pessoas ficam tão irritadas quando se trata de casamentos que não dói entrar na ofensiva nesses casos.

Então, para completar esta seção (sem repetir todos os conselhos que já dei sobre casamentos), vou compartilhar com você as razões que dei para dizer não aos casamentos a que não consegui ir ao longo dos anos, todas testadas e aprovadas:

Para um casamento fora da cidade, que foi realizado em um ano no qual fomos convidados para 11 outros casamentos:

"Sentimos muito, mas já estamos comprometidos com uma tonelada de casamentos este ano e simplesmente não podemos tirar mais folgas."

Para um casamento na costa oposta, que foi realizado durante o ano dos 12 casamentos e que seria precedido por uma festa de despedida de solteira no México:

"Amamos vocês. Estamos muito empolgados que vão se casar. Mas temos muitos casamentos e poucos recursos e dias de férias este ano. Podemos ir à viagem ao México ou ao casamento, mas não podemos fazer as duas coisas. Qual você prefere?" (Eles escolheram o México. *Olé!*)

Para o casamento na Califórnia, realizado no mesmo fim de semana que outro casamento com o qual já havíamos nos comprometido a ir e comprado passagens de avião: "Pena! Já temos um casamento em Michigan neste fim de semana."*

Para o casamento de minha ex-assistente a que eu *disse* que tecnicamente poderia ir (compromisso verbal, pré-convites), mas tive que recusar logo depois porque uma amiga extremamente próxima planejou seu casamento para o mesmo fim de semana: "Sinto muito por fazer isso, mas esses são alguns dos meus amigos mais próximos do mundo, fazendo um pequeno casamento cheio de todos os meus outros amigos mais próximos do mundo. Você sabe que eu te adoro, mas não conhecemos quase ninguém que irá ao seu casamento e, como você ainda não enviou os convites, pelo menos, pode adicionar mais duas pessoas à lista de convidados. Em vez disso, ficaríamos honrados em levá-la e [o noivo] a um jantar extravagante para comemorar e passar um tempo de qualidade juntos, que não teríamos na sua recepção. Espero que entenda e que possamos planejar nossa fabulosa noite muito em breve."

(Ela concordou, e nós saímos depois.)

---

* Atente para o uso de "Pena!"

Para um casamento de um velho conhecido que realmente não entendi por que fui convidada, já que não nos falávamos há anos:

Marquei "não" no RSVP e enviei um presente. Ninguém nunca me perguntou o motivo. NINGUÉM LHE PERGUNTARÁ, TAMBÉM.

Não é necessário mentir ou falsificar uma perda auditiva temporária quando alguém perguntar por que você não pode ir a um casamento. **Seja honesto e polido** — e se quiser dar um par de pinças de salada de madeira e mármore ao casal feliz, a Crate & Barrel pode fornecê-las. (Mas não se sinta *obrigado*; veja o box.)

É isso aí!

Mesmo se precisar de cerimônias em determinadas ocasiões, há outras maneiras de mostrar que você se importa. Como estou em um momento da minha vida em que tenho mais renda disponível do que tempo e energia, gosto de enviar um presente. Mas se a razão de você não ir ao casamento (ou ao cruzeiro de aniversário, ou ao fim de semana da festa de aposentadoria no Kentucky Derby etc.) é não poder pagar, é possível que você não possa se dar ao luxo de enviar um presente. Tudo bem: não deixe a cultura capitalista criar dívidas em seu cartão de crédito. Em vez disso, talvez você possa gravar um pequeno vídeo no celular desejando boas-novas aos homenageados, levar alguns cupcakes caseiros na segunda-feira seguinte ou fazer uma aposta simbólica de US$1 no cavalo favorito de seu amigo, para comprar muitos juleps de menta com os ganhos. Tim-tim!

Saídas casuais

Alguns convites para eventos de grupo podem não *solicitar* RSVP, mas você ainda deve responder. É rude não aparecer sem avisar ao convidador de que você não iria, e há maneiras melhores de cultivar um ar de mistério do que ser um idiota. Veja a seguinte grade para obter **algumas respostas fáceis que funcionam de maneira geral.**

	OBRIGADO PELO CONVITE! ME DESCULPE, MAS NÃO POSSO IR!	NÃO PODEREI IR, MAS QUERO PARTICIPAR DE OUTRO JEITO.	OBRIGADO, MAS (MULTIDÕES/COGUMELOS MÁGICOS/FICAR TRANCADO EM UM GALPÃO GLORIFICADO) NÃO É A MINHA.
PROTESTO	X	X	X
EVENTO ESPORTIVO	X		X
VIGÍLIA	X	X	X
RITUAL XAMÂNICO	X		X
RAVE	X		X
ESCAPE ROOM	X		X

Agora, experimente. Na próxima vez em que for convidado para uma reunião casual, preencha o gráfico em branco abaixo e me diga que você não tem de uma a três respostas relevantes prontas e aguardando. O X indica as aplicações!

OBRIGADO PELO CONVITE! ME DESCULPE, MAS NÃO POSSO IR!	NÃO POSSO IR, MAS QUERO PARTICIPAR DE OUTRO JEITO.	OBRIGADO, MAS (MULTIDÕES/ COGUMELOS MÁGICOS/ FICAR TRANCADO EM UM DEPÓSITO GLORIFICADO) NÃO É A MINHA.

Pernas curtas

À medida que reforçamos sua incipiente prática de censura, quero relembrar um pouco toda a questão da "honestidade e polidez". Porque, **quando você está tentando negar um convite *e* poupar os sentimentos de alguém, pode ter o desejo de inventar uma desculpa** que o convidado não descobriria. Apendicite, por exemplo. Ou transferência pela Proteção de Testemunhas.

E, embora no meu tutorial anterior eu tenha permitido mentiras que suavizam um não com educação, você precisa se comprometer a não dar furo. Quanto maior a mentira, mais difícil ela se torna — **e, se você for pego, provocará mágoas também.**

124 Não, porra!

Por exemplo, se disser a Nico que não pode ir à festa de aniversário dele porque precisa "passar a noite toda no escritório" e ele vir sua Facebook Live do Dodger Stadium, além do flagra, seu presente para Nico foi um trauma.

Mesmo se não estiver nas redes sociais, engambelar um RSVP significa que, **além do seu calendário regular, você precisa manter um calendário mental de toda a merda para a qual disse não e por quê, para não dar furo.** Se não tomar cuidado, um dia desses você esquecerá que disse a Keisha que não poderia fazer a pirâmide Mary Kay dela — er, festa — porque tinha uma consulta médica. E quando esquecer completamente essa mentira no dia da festa e perguntar a Keisha o que ela está fazendo, será preciso muito Óleo de Peroba para encerar sua cara.

> **Motivos inespecíficos para recusar**
> Agenda cheia;
> Outros planos;
> Muita coisa acontecendo;
> "Um compromisso."

Esse é outro ponto a favor de não apresentar uma razão, mas, se você sentir que deve, a fim de evitar ferir os sentimentos de alguém, pelo menos **mantenha-a inespecífica.** Dessa forma, não importa qual seja o motivo real pelo qual está dizendo não, também é a única coisa que precisa lembrar.

Não é você, sou eu

E se estiver tentado a mentir sobre por que não pode, não deve ou não quer aceitar um convite, **não para poupar os sentimentos de outras pessoas, mas para proteger os seus?**

Talvez você tenha vergonha de admitir que o motivo de não poder se juntar a seus amigos em uma escapada de fim de semana é porque não pode pagar — ou tem vergonha *de se juntar* a eles porque estão indo para Atlantic City e você tem problema com apostas. Talvez esteja tentando diminuir o colesterol e não queira encarar um bufê de cassino cheio de tentações fritas, mas prefere não chamar a atenção para suas verdadeiras razões.

Compreendo totalmente. Não estou dizendo que você *deveria* se sentir estranho, constrangido ou envergonhado, mas entendo e encorajo você a considerar o seguinte:

Em casos como esses, **se você é honesto com as pessoas que o convidam para as coisas *agora*, cria um precedente muito bom que também pode tornar sua vida mais fácil e menos complicada *depois*.** Você poderia dizer algo como:

"Por favor, não pare de me incluir, mas só para você saber, o dinheiro está apertado agora, então vou recusar esse."

Ou "Cara, eu adoraria ir, mas eu e a roleta não nos damos bem, se entende o que quero dizer."

Se você praticar dizer não com honestidade extra (e polidez), outras pessoas podem praticar ouvir e responder da mesma maneira. A revelação de seus gatilhos oferece a seus amigos e familiares a chance de serem mais sensíveis e fazer convites criteriosos. Tais como:

"Sei que você não curte X, mas se quiser ir vou amar."

Ou: "Queremos que saiba que está convidado, mas também queremos que saiba que entendemos se não puder."

E ser sincero o liberta da ansiedade associada a dizer não. Você não precisa se preocupar se as pessoas estão se perguntando qual é a verdadeira razão de você não participar das festividades, porque JÁ DISSE A ELAS.

Não é um conceito novo?

No fim, se quiser mentir e mentir firme, isso é com você. E, se contar uma história muito mirabolante for a maneira mais fácil, mais agradável e/ou mais eficaz para você dizer não a alguma coisa, não vou criticá-lo.

Mas também não vou apoiá-lo. Cara, a Keisha está *arrasada*.

Cen*ão*rios: encontros

Entrarei em detalhes sobre parceiros românticos mais para frente, e, com certeza, muitos desses conselhos serão aplicados a qualquer pessoa com quem você esteja saindo. Mas, antes de começar a "sair", você deve dizer sim para ir a *um* encontro.

E talvez você não esteja interessado.

Com a ressalva de que estou fora da pista desde 1999, ainda acho estranho que tantas pessoas que responderam à minha pesquisa tenham dito que aceitaram ir a um encontro *exclusivamente* para não magoar os sentimentos da outra pessoa, e depois lamentaram, porque foi exatamente o desperdício de tempo incompatível que tinham suposto.

Tááá, nééééééé... Então, o que acontece quando o chamam para um segundo encontro? Ou um terceiro?

Supondo que sua aversão inicial se mantenha, quanto mais tempo e produtos de cabelo caros você vai desperdiçar nesse sentimento de culpa autoinfligido quando **poderia ser honesto e polido**? Diga algo como: "Não quero magoar seus sentimentos, mas a gente não combina" e deixe por isso mesmo. Por exemplo:

Se for o convite de um cidadão conhecido — um amigo, colega de trabalho ou a pessoa que se senta à sua frente no ônibus todas as manhãs — e você quiser levar na boa:
"Pra ser sincero, não é o que busco no momento, mas agradeço que tenha perguntado e espero que possamos continuar (amigos/colegas/o que quer que seja)."

Se você não está nada de boa:
"Bem... não. Não vou mentir — isso é estranho e não tenho certeza se podemos continuar (amigos/colegas/o que quer que seja)."

Se lhe arranjaram alguém que não tem nada a ver com você:
"Vi as fotos e umas coisas que essa pessoa pensa, e não acho que ela seja, como você diz, 'perfeita para mim'. Para alguém? Sem dúvida! Mas não tem nada a ver comigo."

Se foi uma abordagem educada, e você quer ser simpático:

"Estou lisonjeado por você [ter vindo falar comigo/me comprado uma bebida etc.], mas não vai rolar. Tenha uma ótima noite."

Se quiser ser mais "que se foda":

"Sem chance."

Se é um encontro às cegas e você viu a luz que disse: Pare:

"Suponho que se sinta como eu, e isso não vai a lugar nenhum, mas desejo tudo de bom pra você." (Honesto, mas ainda polido, esse **Não Proativo** permite que a outra pessoa se saia bem, concordando mesmo se *não* concordasse realmente.)

> ### Mas você pode ter certeza de que seu telefone irá tocar*
>
> Você está cansado de receber convites duvidosos? Em caso afirmativo, envie um .GIF diferente a cada vez que receber uma mensagem. O Grumpy Cat "NOPE" e o Leonardo DiCaprio em *Lobo de Wall Street* "nem fodendo" são boas opções. Você também pode dar um Não Poderoso: sem resposta, sem depilação de virilha cavada de última hora. Melhor ainda, mude completamente essa música bloqueando o número. E, ei, se o que você quer é que o ser humano o convide para um encontro real em vez de um encontro de última hora, talvez o silêncio motive um jantar e um filme da próxima vez. Ou você também pode convidá-lo, você, humano moderninho, você.

---

* No original, *I know when that hotline bling, that can only mean one thing*, trecho da música "Hotline Bling", de Drake, um jogo de palavras para indicar que o telefone "toca diferente" (metafórico) quando é uma pessoa determinada com

Cupido compulsório

Em termos de intermediação de romance — se lhe pedirem que facilite encontros (ou outras coisas) entre conhecidos, e você se sentir desconfortável, também há um Não Poderoso para isso:

"AAH, VOCÊ PODE ME ARRUMAR UM ENCONTRO COM..."

...sua amiga?

"Se eu fizer isso e der certo, vou descobrir muito mais sobre seu pênis do que qualquer um de nós jamais gostaria que eu soubesse."

...seu colega de quarto?

"Seu cabelo é uma graça, mas não quero acordar com ele no meu box."

...sua irmã?

"Prefiro ser o único de nós que já compartilhou uma cama com ela, então não."

...sua chefe?

"Ela gosta de pessoas com mais iniciativa."

...seu ex?

"Embora você achar que não há problema em me perguntar isso me faça perceber que vocês dois se dariam muito bem, não."

...seu pai?

"Nem por cima do meu cadáver."

---

um intuito determinado ligando, em geral, com propósitos sexuais [*booty call*]. [N. da T.]

130 Não, porra!

Cenãorios: participando e reunindo

Voltando ao Clube do Livro de Janet e suas travessuras de Capítulos e Chardonnay, quero encerrar o ciclo de convites com aqueles que *juntam pessoas — seja um clube, equipe ou comitê.* Talvez você não tenha tempo ou não possa pagar as taxas de associação. Talvez seja o tipo de pessoa que prefere andar pelas ruas jogando Pokémon Go em vez de ingressar em uma liga de futebol ou em um time de polo aquático. Isso é legal; não há nada de errado em ser um Pikachu solitário.

Particularmente, evito jogos em equipe porque sou um pouco competitiva e não gosto de depender dos outros em minha busca pela vitória. É melhor que eu diga: "Não, obrigada, divirtam-se sem mim na noite de Trivia." Porque se eu sei que *All in the Family* é a resposta para "Qual série de televisão usou o som de descarga pela primeira vez?", mas os boçais da minha equipe me ignorarem e escolheram *M.A.S.H.* — e perdermos — só poderei dizer: "Eu avisei." E isso nunca é tão satisfatório quanto eu gostaria.

De qualquer forma, seja qual for o motivo de não aderir, você pode tratar esse convite como faria com uma festa ou reunião. Seja honesto e polido. Saque um: **"Obrigado por pensar em mim"**, ou um, **"Eu gostaria de poder"**.

E você sempre pode se apoiar fortemente em **"Não tenho tempo"**, pois é de conhecimento geral que torneios e comitês de planejamento sugam as horas de uma agenda mais rapidamente do que

Virando um Nega-Tudo: Convites **131**

posso terminar um coco loco na praia no domingo à tarde. (O que, para constar, é bem rápido.) Alguns exemplos:

"Interesse em entrar no time de softbol da empresa? Precisamos de alguém na defesa?"

"Confie em mim, é melhor outra pessoa dar conta disso. Vá pegá-los, Tigrão da Initech!"

"Interessado em copresidir o comitê de artesanato?"

"Na verdade, não. Matriculei as crianças no acampamento para ter um tempo livre para mim neste verão."

"A Corgi Approach Society ficaria honrada em tê-lo como membro."

"Obrigado por pensar em mim! Amo cachorrinhos, mas prefiro apreciá-los sozinho, para aproveitar o máximo possível."

Por fim, esta vai para os Bundas-moles. Sei que vocês estão por aí, e sua sorte é ser chamado no palco.

● **Membro do auditório**

Se você se ofereceu para algo e depois se arrependeu de ter escrito à mão 300 cartões para o jantar de caridade ou explodido um buquê de balões de pênis para a despedida de solteira de sua amiga, é uma merda ser você, mas você ainda escolheu por conta própria. No entanto, se foi levado ao "voluntariado" por um mágico, um comediante de stand-up ou um artista de rua e agora está sendo cortado

132 Não, porra!

em dois, irritado e coberto de gelatina, não foi uma luta justa. No futuro, maneiras de evitar ser cobaia compulsória incluem:

"Não, não quero fazer isso."

<sacudida vigorosa de cabeça>

<aponta a pessoa mais próxima>

Grite: "Não!" E faça o sinal universal que indica desistência.

Bote esse sujeitinho em seu lugar.

Merdas acontecem!

Estamos quase terminando a primeira parte dedicada às maneiras de dizer *cha**, então é hora de surpreendê-lo.

E se você já aceitou um convite, mas deseja voltar atrás?
(Talvez porque esteja lendo um certo tomo esclarecedor que lhe mostrou o erro de seus modos carinhosos...) Interessante. Deixe-me perguntar isto:

Mudar de ideia significa que você deixaria alguém fodidamente na mão — como decidir que realmente não se sente como uma dama de honra no casamento de sua amiga quando ela já está cruzando o corredor sob o tom doce de Céline Dion?

---

* "Não" em zulu.

Virando um Nega-Tudo: Convites **133**

Ou isso é uma simples questão de declinar um dia casual no estádio (e gastar o valor do ingresso em outra coisa, que não sejam dois cachorros-quentes e uma caixa de Cracker Jacks)? Ah, e você é um esquisitão irritante? Ou o acordo é unilateral?

Se responder honestamente a essas perguntas e decidir que **as consequências de desistir são administráveis e mínimas** em comparação com o ranger de dentes aguentando três horas do concerto do coro da quarta série da sua sobrinha, digo que é seu direito mudar de opinião.

Os planos mudam. "Compromissos anteriores" são "lembrados". Essas coisas acontecem.

Reúna seu melhor *Pena!*, peça desculpas e mude os planos. Pode haver desconforto (especialmente para os novatos), mas você ficará aliviado quando estiver em casa com um copo de Pinot e uma tigela de Cheez-Its, ficando em dia com *Shrill*, no Hulu, em vez de ouvir uma versão pré-adolescente de "Let There Be Peace on Earth".

Também estridente, muito menos agradável.

Notas, porra: Edição Convites

E agora, para encerrar a seção sobre convites e respostas apropriadas, apresento a primeira parte de... Notas, porra!

(Lembra que eu lhe disse que este livro conteria exercícios de preenchimento de espaços, semelhantes aos Mad Libs™, que não seriam chamados de Mad Libs™ porque a marca Mad Libs™ pertence a outra pessoa? São esses.)

As Notas, porra são modelos que ajudam a criar um não mais adequado à sua situação individual. Você encontrará três no final de cada seção, e até que eu faça um livro de atividades com as Notas, porra, fique à vontade para xerocar e grampear as cópias para formar uma folha de cola para todos aqueles momentos em que você não pode, não deve ou simplesmente não quer alguma coisa.

Para convites, junte o seguinte:

- O evento para o qual foi convidado;
- Um evento conflitante, se houver (opcional);
- Um sentimento ruim que você *não* quer causar;
- Uma expressão de apoio (por exemplo, "amo você", "estou orgulhoso de você");
- Problemas pessoais que impedem sua ida, se houver (opcional);
- Um adjetivo positivo.

Em seguida, junte tudo para formar o seu não. É fácil! E você sempre pode embelezar o ato, se achar necessário, embora saiba como me sinto quanto a isso, Matt.

Se você NÃO PODE

Infelizmente, não posso ir ao _____
evento para o qual
você foi convidado

(porque tenho um _____). Espero que
empecilho, se houver

não fique _____, você sabe que eu
sentimento negativo

_____. Que seja _____!
expressão de apoio/   adjetivo positivo
amor/etc.

Se você NÃO DEVE

Infelizmente, não posso ir ao

_____. (_____ torna
evento para o qual   empecilho, se houver
você foi convidado

difícil para mim fazer esse tipo de coisa.)

Que seja _____!
adjetivo positivo

136 Não, porra!

Se você SIMPLESMENTE NÃO QUER

Ei, me desculpe por eu não ir ao _____,
evento para o qual
você foi convidado
mas agradeço que tenha me chamado e espero que seja

_____!
adjetivo positivo

FAVORES

*conselhos, pequenos empréstimos e grandes
pedidos de todo tipo*

Quero que saiba que, se tiver tempo, energia, dinheiro e desejar fazer um favor a alguém, isso é gentil da sua parte e você deve ser elogiado por isso. Você é o máximo! Mas também quero que saiba que **se recusar a fazer um favor** — para alguém que ama, com quem vive ou para o estranho no lobby do hotel — **não o torna automaticamente uma pessoa *cruel*.** Na verdade, espero que, se você for uma pessoa cruel, não esteja lendo meu livro, porque não quero seu dinheiro. Quero que pessoas cruéis se danem.

Simplesmente duvido muito que você possa dizer sim o tempo todo. Nem você deveria esperar isso. Portanto, nesta seção, orientarei você sobre tarefas fáceis e extenuantes; infusões rápidas de dinheiro e resgates em grande escala; e pedidos de aconselhamento profissional ou ahn... só uma opiniãozinha.

Analisaremos favores que você tem tempo para ponderar e solicitações em tempo real que exigem ação rápida e decisiva; aqueles para os quais o solicitante não oferece nada em troca (porque não tem nada a oferecer, porque é incoerente ou porque é meio idiota);

e também aqueles que o solicitante espera um dia pagar (como empréstimos ou investimentos monetários), mas aos quais você ainda tem o direito de dizer não se os termos não lhe interessarem.

Por último, mas não menos importante, falarei sobre **favores** *que lhe oferecem* **e que não deseja aceitar.** Porque nem todo mundo quer outro pedaço de torta, Gretchen, não importa quão famosa seja a receita antiga da família. (A menos que seja creme de chocolate, nesse caso, eu aceitaria de bom grado o fato de você construir uma correia transportadora que vai diretamente da geladeira para minha goela escancarada. Obrigada!)

Ei, pode me fazer um favorzinho?

Favores para os quais este livro o ajudará a dizer não

Montagem de móveis IKEA;
Partilha de carro;
Carregar algo pesado;
Equipamentos que alguém "esqueceu";
Carona de/para o aeroporto;
Emprestar xixi para burlar um teste de drogas;
Levar sua grelha porque ninguém tem;
Fazer todo o churrasco, porque ninguém sabe;
Segurar coisas para um otário que não levou mochila/bolsa.

De "Pode alimentar meu cachorro por seis semanas enquanto faço um retiro de hot ioga com meu novo peguete?" a "Pode terminar o Powerpoint para a reunião de amanhã? Ganhei ingressos para o Raiders — valeu!", há milhões de favores que podem lhe pedir e poucas horas no dia ou uma quantidade determinada de trabalho que seus velhos ossos podem suportar.

Ajuda e resgates pontuais? Tudo certo! Mas se você tem amigos, familiares ou colegas que abusam de sua capacidade de conceder favores, preste atenção, pois **você não precisa dizer sim o tempo todo, apenas porque já o disse algumas vezes.**

Em vez disso, cuide de sua hérnia, deixe sua noite de quarta-feira livre e sua bolsa Kate Spade imaculada pelas meias extras de ginástica do seu namorado, usando um desses **ripostes simples, adequados para a maioria dos Cenãorios de favores:**

140   Não, porra!

"Pena, não estou disponível."

"Não posso fazer, migo.

"Não posso ajudá-lo desta vez."

"Ah, me desculpe, já abusei demais essa semana!"

"Nem."

Ou que tal **favores grandes, gigantes, que envolvem sacrifícios grandes e gigantes da sua parte?** Como... sei lá... ajudar alguém a fazer um bebê?*

Doação de esperma, barriga de aluguel e outros tipos de ajuda com planejamentos familiares:

Se alguém lhe pedir para ajudar a fazer ou criar um filho, é provável que esse relacionamento seja próximo o suficiente para que isso não esteja *completamente* fora de questão, ou pelo menos é o que a pessoa pensa. Independentemente, é um território delicado e, se essa situação aparecer, como o mamilo de Janet Jackson no show do intervalo do Super Bowl, você pode dizer: **"Fico honrado com a proposta, mas preciso de um tempo para pensar."** Então, se decidir que seus nadadores devem permanecer confinados nas próprias pistas, ou se sua piscina estiver fechada para negócios externos, experimente uma destas respostas empáticas:

---

* Tudo o que posso dizer é que prometi isso a você na página 6 e sou uma mulher de palavra. Também sou uma mulher que faz piadas ruins repetidas vezes até que se tornem sem graça e engraçadas de novo — ou pelo menos até que eu ache que ficaram engraçadas de novo.

"Eu te amo muito e quero que seja feliz, mas depois de um profundo exame de consciência, acho que não estou preparado para essa responsabilidade."

"Eu gostaria de poder ajudar você a ter uma família, mas pensei muito nisso e percebi que não vai funcionar para mim, por várias razões. Ficaria feliz em compartilhar meus motivos, se quiser, mas entendo se você só quiser seguir em frente."

NOTA: Uma abordagem semelhante funciona se você for solicitado a assumir a tutela legal dos filhos de alguém, caso algo aconteça com os pais. Curiosamente, nenhum de meus amigos já mencionou esse assunto comigo, mas como o lema da Guarda Costeira dos EUA diz: *Semper paratus!*

Ei, pode pegar tal coisa no caminho?

Aqui está o acordo: se estiver realmente no meu caminho e me pediram antes de passar pelo estabelecimento em questão, e não é algo impossível, como um fardo de lenha ou um tanque de enguias vivas, com certeza. Mas se for extremamente inconveniente, pesado, perigoso ou absurdo — e especialmente se esse alguém sempre me pedir para pegar merda no meu caminho e no último minuto — então não, me desculpe, não posso fazer isso. Por quê? Estou atrasada e passei do aquário há 15 minutos, e meu carro já está cheio de pássaros marinhos predadores. Desculpe, talvez Seth possa ir? Te vejo em breve!

Rejeição prematura

Uma parte divertida e educativa dos NFGG é quando transformo minha vergonha pessoal em momentos de aprendizado. E, assim, lhe apresento **A História da Oração dos Fiéis.**

Imagine: Irlanda. O Caminho Atlântico Selvagem. Verão de 2012. Meu marido e eu viajamos 5.000km para assistir ao casamento de uma irlandesa nativa e uma das minhas pessoas favoritas no mundo. O nome dela é Louise.

Após apreciar minha primeira Guinness em solo irlandês (odeio contribuir com estereótipos, mas é realmente melhor lá), curtimos dois dias antes das núpcias. Em uma das tardes, Louise me convidou para acompanhá-la em algumas tarefas de noiva e acabamos na casa dos pais dela, onde eu a ajudei a aparar o véu e vi algumas criaturas fofas da floresta pulando pelo verdejante gramado esmeralda.

Mais uma vez, a Irlanda atendendo ao estereótipo.

Foi quando ela lançou: "Gostaria de dizer algumas palavras na igreja amanhã?"

Corte para uma Sarah achando estranho ela me perguntar se eu queria fazer tipo um brinde na igreja durante o casamento, já que ela sabe que não sou chegada a Deus, à oratória e à retórica relacionada.

Eu deveria ter sido mais sagaz e explicado melhor. Em vez disso, respondi com um apressado: "Ah, não, não precisa!"

Nesse ponto da conversa, Louise meio que piscou e disse com delicadeza: "Talvez eu não tenha sido clara. Estou perguntando se me daria a *honra* de ler uma das Orações dos Fiéis durante a cerimônia."

Ahá.

Felizmente ela me explicou, e dessa vez dei um entusiasmado sim a minha amiga querida, por quem eu faria muitas coisas que normalmente não faço — incluindo falar na igreja e comer aquele presunto mole que os irlandeses insistem em chamar de "bacon". E tenho o prazer de informar que meu marido disse que não ri de nervoso durante a minha vez no púlpito, apesar de a oração designada a mim desejar que o casal feliz "aumentasse a família".*

Portanto, caro leitor, essa é sua antiguru amigável da vizinhança lhe lembrando de que, **antes de responder a um favor (ou a qualquer pedido) com um não, primeiro certifique-se de entendê--lo**. Apenas no caso de você (a) realmente querer dizer sim, ou (b) desejar ter lidado com isso de uma maneira um pouco diferente.

Sláinte.

Ei, me empresta um dinheirinho?

Doar dinheiro é uma prática louvável. É uma das minhas coisas favoritas a fazer, e tenho a sorte de ter uma condição na minha vida hoje que me permite fazê-lo com regularidade. Bons tempos! Mas

---

* "Desculpe", disse Louise depois que concordei em exortá-la publicamente a procriar, na Casa de Deus. "Sei que você odeia crianças, mas eu não queria falar sobre parentes mortos e o restante já tinha sido falado."

isso não significa que sempre o farei. Tenho minhas razões, e você provavelmente também. Talvez você possa doar, mas não queira. Ou queira, mas não deve. Talvez você não possa ou não deva, e não *queira* explicar o porquê. *Touché.*

Como já sabe, não dou a mínima para quais são suas razões. A questão é sua. Mas se está tendo problemas para recusar fazer empréstimos, doações ou oportunidades de investimento — guarde sua carteira.

Eu resolvi seu problema.

Doações

"Não é um bom momento pra mim."

Esse é ótimo para todos os fins, mas especialmente para pedidos de dinheiro. É honesto, mas polido, e também inespecífico. (*"Nunca* será um bom momento pra mim" pode ser mais honesto, mas é menos polido. Entendeu como funciona?) Também é igualmente bom para usar com familiares, amigos e conhecidos. Lembre-se do que discutimos na Parte I sobre organizações de ex-alunos, campanhas políticas e qualquer pessoa que

> **Outras coisas que talvez não queira emprestar, para o que "Isso não funciona pra mim" pode ser uma resposta adequada**
>
> Sua escova de dentes;
>
> Sua roupa de baixo;
>
> Sua camisa favorita;
>
> Sua primeira edição autografada de *Harry Potter;*
>
> Sua identidade;
>
> Seu carro;
>
> A única tesoura decente que você já teve.

Virando um Nega-Tudo: Favores **145**

faça uma ligação inesperada para privá-lo de seu suado dinheiro: eles definitivamente têm outro número na discagem rápida. Não custa nada deixá-los usá-lo.

Empréstimos

"Isso não funciona pra mim."

Uma variação da Dica de Uso "Isso é impossível", da página 38, tira a decisão das suas costas e coloca a questão sobre os *termos do próprio empréstimo* não serem viáveis. Talvez não funcione para você porque não tem dinheiro ou porque já disse sim três vezes e prefere não ter a reputação de caixa eletrônico ambulante. Ou porque, embora não queira que seu amigo perca a casa dele, você também não quer ser responsável por garantir a hipoteca dele, dado o que você sabe sobre o tesão dele pelo Bitcoin. Os motivos não importam; sua resposta ainda é não.

No entanto, se o problema não forem os termos em si, mas a ideia de atuar como banqueiro para seu amigo ou familiar por cinco a dez anos enquanto lhe pagam? Nesse caso, você sempre pode **contra-oferecer como presente o Não Substitutivo:**

"Eu gostaria de ajudar, mas não com um empréstimo. Que tal eu lhe dar (uma quantia em dinheiro com a qual você se sinta confortável) sem compromisso, e você paga quando puder?"

Investimentos

"Prefiro não me envolver agora, mas serei o primeiro da fila quando seu (invento/serviço etc.) for lançado. Boa sorte!"

As oportunidades de investimento são semelhantes aos empréstimos, exceto que o retorno (se houver) geralmente está atrelado ao desempenho de um conceito — sobre o qual sua amiga Grace tem ainda menos controle do que acumular seu capital inicial. Seu dinheiro dobrará se o circo subaquático para gatos decolar. Ou suas ações valerão algo se a empresa de brinquedos sexuais movidos a energia solar for aberta algum dia. E se o potencial retorno do investimento não valer a pena ou parecer muito arriscado, **você tem todo o direito de passar a oportunidade e contribuir apenas com bons votos** para a futura fama e fortuna do seu amigo.

Se não o convidarem para a cerimônia do corte da fita, não há problema. Você já tinha um compromisso marcado mesmo.

<Piscadinha>

Ei, pode me dar uma informação?

Cuidado com eles! Esses zumbis da informação se alimentam de seu conhecimento e experiência adquiridos a duras penas, e acabam consumindo *seu* tempo e energia à medida que *eles* se informam.

Diferente dos zumbis, você nem sempre os vê chegar (com a falta de carne podre caindo em pedaços de seus rostos mortos-vivos), então cabe a você ficar vigilante — especialmente em coquetéis, em filas, em banheiros públicos em eventos do setor* e quando conectado ao Facebook Messenger, um serviço que muitas pessoas pensam ser apropriado para fazer interações inesperadas com pessoas que não conhecem ou com quem não conversam há 15 anos para solicitar aconselhamento profissional gratuito, serviços e conexões.

Suspiro.

Agora, para ser justa, às vezes, permitir que seu cérebro seja escolhido é uma simples questão de regurgitar alguns fatos ou opiniões que já possui. **É fácil e você recebe pontos de carma.**

Às vezes, **não é tão fácil, mas você concorda de qualquer maneira** porque você é gente boa.

E, em outras vezes, **é pedir demais, e você precisa dizer não, mesmo que pareça difícil fazê-lo.**

De qualquer forma, **depois que lhe perguntarem o que quer que seja, a bola está com você.** É melhor dar uma de Serena e encerrar essa conversa antes que ela fique fora de controle, como nas quartas de final do Australian Open de 2019.

---

* Falo por experiência própria e pelo banheiro feminino no Staples Center durante a Book Expo America de 2008.

> ### Vamos tomar um café?
>
> Sempre achei "encontros em cafés" uma proposta desagradável. Em parte, porque café é uma coisa que normalmente tomo com muita pressa logo de manhã, quando não consigo conversar nem com meus gatos, muito menos com outras pessoas. Mas também é possível ter uma conversa significativa enquanto se toma um café? Menos ainda, se for expresso. Organizar um encontro em torno de beber café parece profundamente ineficiente. Além disso, os pedidos para tomar café são um precursor conhecido dos pedintes de informação. Tenho certeza de que muitas pessoas fazem essas propostas sem segundas intenções, mas quando ouço: "Vamos tomar um café?", tendo a responder: "Não, mas você pode me pedir o que quer sem a pompa, a circunstância e o aparato, então vamos direto ao ponto."

Nas próximas páginas, fornecerei **roteiros e estratégias com alto tato e diplomacia,** com baixas chances de você ficar encurralado no jogo de hóquei Pee Wee do seu filho, explicando ao pai de Marco os sete milhões de passos necessários para formar um 501 (c)(3) sob o código tributário dos EUA. Só porque você é contador, não significa que precise "se responsabilizar" pelo comodismo de outras pessoas não marcarem uma consulta paga.

BÔNUS: Não é apenas um conselho profissional que você está sendo solicitado a fornecer *gratuitamente*; também é um conselho pessoal! E, às vezes, isso é nojento de uma maneira diferente. Mais tarde, compartilharei algumas dicas para evitar ou encerrar conversas que o fazem pensar *Hmmm.*

Nãoselho avançado

Para iniciantes, suponha que **tenham lhe solicitado um aconse-lhamento profissional gratuito** de natureza longa e envolvente e que você não tenha tempo nem vontade de dá-lo. Suponhamos também que tenha recebido uma solicitação por escrito — costuma ser por e-mail —, e você tenha tempo para dar a resposta. (Lidarei com algumas perguntas em tempo real. Não fique convencido.) Aqui está o caminho de três passos para um não eficaz:

PASSO 1: VÁ NÃO PAZ

Esse não é um convite com RSVP. Você pode ser educado sem ser particularmente veloz. Conjure o talismã que discutimos na página 62 ou outro pedido que deu errado. Você quer ficar preso ao telefone novamente por uma hora, como fez com Marigold, a tia de sua amiga, que esperava que você pudesse lhe dar dicas sobre como conseguir financiamento para o negócio de produtos de higiene pessoal da CBD? Sem a ajuda de uma das bombas de banho canabinoides que a Marigold tem para produzir em massa?

Se a resposta for não, gaste os 10 minutos necessários para decidir *e* digite seu ponto de vista com suavidade, mas firmeza.

PASSO 2: SEJA DIRETO (SEM SER CUZÃO)

Quando estiver pronto para emitir seu não educado, não desfaça todo o bem que está prestes a fazer, como uma sentença de Hemingway. Mantenha-o curto e direto ao ponto, polvilhe com uma "Boa sorte" ou "Desculpe não poder ajudar mais" e siga o baile, migo. (Veja a página 164; existe uma Nota, porra para isso.)

150 Não, porra!

E, a menos que justificado por um pedido que era idiota por si só — como sua ex-melhor amiga do ensino médio aparecer no seu mestrado 20 anos depois para tentar um contato de carreira sem sequer reconhecer/pedir desculpas pelo que fez na noite de formatura, em 1998 (sério, *pro caralho* com essa) —, tente ser legal, ou pelo menos neutro. Uma ponte é uma coisa terrível de se queimar.

PASSO 3: SIGA EM FRENTE

Exclua o e-mail original de solicitação, colega. Você não quer que ele assombre sua caixa de entrada e o convença de que é um idiota toda vez que olha para ele. Se deixá-lo ali, poderá reconsiderar, estender a mão e oferecer duas horas de consulta grátis como penitência pelo seu lapso anterior de decência.

Parabéns! Você gastou *mais* tempo ainda com isso.

Já pensou em ver no Google?

Sem querer ser uma vaca — juro por Beyoncé —, mas Sergey Brin e Larry Page não acumularam seu império de informações sinistras e oniscientes para tornar a pesquisa *mais* difícil para a pessoa que pergunta a você, um treinador de ensino médio, para lhes dar o resumo dos dez principais programas de dardo da faculdade para o filho adolescente considerar quando iniciar suas inscrições no próximo ano. Sério, levei menos de cinco minutos para desenterrar o Projeto Javelin Gold — uma clínica da LSU composta por vários atletas olímpicos. (Geaux Tigers!) Em muitos casos, o Google dará conselhos mais completos e atualizados do que você. Desde que indique isso de maneira amigável, afinal, você está fazendo um favor. Você não é doce?

Virando um Nega-Tudo: Favores **151**

Dica de Uso: Corte, vá em frente e esqueça. Quer "Sr. Bonzinho" na sua lápide? Desenvolva uma pequena lista de recursos que podem ser facilmente inseridos em um e-mail quando a filha de seu quiroprático espera "aparecer para uma entrevista informativa" e você quer ajudar, mas só tem 60 segundos, e não minutos, de sobra. Nunca fiz isso para pessoas que queriam começar a publicar, mas tenho um documento no meu laptop pronto para seguir recomendações sobre onde comer e beber em Nova Orleans. Então estou fazendo minha parte pela humanidade.

A seguir: Prometi dar dicas sobre solicitações em tempo real, então vamos sair da caixa de entrada e entrar no fogo...

O *não*omento da verdade

Se me conhecesse em uma festa, me consideraria "sociável". Eu sorrio. Brinco. Me dedico a encantar, com a máxima sinceridade. Mas meu mojo, de quem trabalha com público, se acaba quando pessoas que mal conheço se transformam em: "O que você faz?", e então, "Isso é legal! Ei, me faz um favor?" antes que os canapés voltem. Levei muitos anos e surtos de pânico *simzescos* até descobrir **como emitir um não ao vivo, pessoalmente, com confiança.**

Hoje em dia o não flui fácil e naturalmente dos meus lábios. Não há mais pausas embaraçosas ou agitação mental frenética em busca de desculpas, e não cedo à coisa mais fácil do momento: "Claro!", que me fará reorganizar ressentidamente minha lista de tarefas na semana que vem, quando a conta chegar.

Quer saber como faço isso?

(Essa não é uma pergunta complicada. Você pode dizer sim.)

A resposta é: me preparo. Chamo esse truque de **Não Treinado**.

Por exemplo, se vou a algum lugar em que o assunto que sou escritora possa surgir e suspeito que possam me pedir para ler o manuscrito de alguém ou do irmão ou do urologista do irmão, deixo algumas respostas em minhas garras de Nine West:

"Posso te enviar meu manuscrito?"

"Pena, mal tenho tempo de ler meus textos no momento."

"Posso te enviar o manuscrito do meu irmão?"

"Pena, mal tenho tempo de ler meus textos no momento — mas envie a ele meus melhores cumprimentos por seguir seu sonho."

"Posso te enviar o manuscrito do urologista do meu irmão?"

"Pena, mal tenho tempo de ler meus textos no momento — mas se minha agenda abrir e eu precisar de uma análise de urina gratuita, talvez possamos fazer alguns negócios."

Qualquer que seja sua área de especialização — e se acha que a festa de inauguração de sua irmã hoje à noite é o principal ponto de partida para os pedintes de informações —, **reserve um momento para se preparar e salvar sua pele.**

Se você é médico...

"Não posso diagnosticar com precisão após dois martinis, mas recomendo ligar para seu médico de manhã."

Ou, se você não pode alegar entorpecimento nas circunstâncias:

"Tenho uma política pessoal contra aconselhamento médico fora do consultório. Conheço um cara que foi processado por isso, e era ainda menos bonito que essa sua erupção cutânea."

Se você é advogado...

"Essa não é minha área."

Ou, se for sua área:

"Não acho que você queira saber quanto recebo para responder a essa pergunta."

Se você é professor...

"As coisas mudam tão rapidamente! Eu não saberia por onde começar a desenhar um currículo que garanta a entrada de Maximilian em sua primeira opção de faculdade em sete anos."

Se você é universitário...

"Não faço a mínima ideia de como entrei na Penn, mas tenho certeza de que, se você ligar para o Escritório de Admissões, poderá conversar com alguém sobre o que está procurando."

Se você é eletricista...

"Até posso lhe dizer como instalar esse ventilador de teto, mas é minha responsabilidade se você fritar, e meu seguro não cobre."

Se você é músico...

"Você não precisa de mim, cara. Definitivamente, existe um vídeo do YouTube ensinando a tocar 'Stairway to Heaven'."

Esses exemplos foram divertidos e fáceis de visualizar, e nem coloquei um cachorro nessa luta. Certamente, com sua amplitude de experiência da vida real, você vai se sair ainda melhor. Por que não usar o espaço abaixo para anotar alguns nãos personalizados?

NÃO TREINADO

_____

_____

_____

_____

As possibilidades são infinitas — bem parecidas com a conversa que você estava tendo com Gerald, do grupo do coral de sua tia, que descobriu que você é dermatologista e se perguntava se estaria disposto a aparecer na escada e dar uma olhada na verruga em suas costas, que parecia algo sério.

E já que estamos nesse tópico: **não seja como Gerald.**

Tem um médico aí?

Recentemente, tive um surto de micose. É nojento, inconveniente e levemente aterrorizante se você não sabe com o que está lidando — o que eu não sabia, até que fui a um médico real que me examinou e me prescreveu uma receita, e a quem paguei dinheiro real por seus serviços. (Aliás, foi assim que descobri que a micose não é um mico, mas um fungo. Como o pé de atleta não dá só em atleta. Você aprende algo novo todos os dias, crianças!)

Você pode se perguntar para onde estou indo com essa história. Justo. Sou conhecida pelas formas indiretas de chegar a um ponto.

O fato é que conheço vários médicos, alguns são até amigos próximos. Mas enviei uma mensagem de texto, e-mail ou DM com algumas fotos da minha ferida escorrendo para diagnóstico e protocolo de tratamento? Não, com certeza não. Pensei nisso algumas vezes, mas também pensei: *Amigos que cursaram anos de faculdade de medicina, residência, bolsas de estudo e exaustivas horas para chegar onde estão agora não existem para ter seus contatos pessoais invadidos por esse tipo de mensagem.* Então, embora *Não, porra!* seja um livro para ajudá-lo a recusar solicitações inadequadas ou onerosas, também é um anúncio pessoal em nome de todos amigos ou conhecidos profissionais de cujos conhecimentos VOCÊ pode ficar tentado a aproveitar na próxima vez que encontrá-los em um churrasco informações.

Via de mão dupla, e é isso aí.

Ei, pode me dar sua opinião?

Passando de conselhos profissionais a pessoais...

Isso pode ser simples e inofensivo — como sua colega de trabalho Marsha levar amostras de granito para você ajudar a restringir suas escolhas para a reforma da cozinha, ou você me perguntar se deve fazer sua festa de aniversário no boliche ou no bar tiki. Ambas as opções são excelentes, mas voto em bebidas flamejantes.

Pode ser mais sério e complicado — como sua irmã mais nova pedindo orientação para escolher uma universidade, ou sua amiga Anna pensando que talvez seja hora de sua irmãzinha parar de beber, querendo bolar uma estratégia com você.

Os relacionamentos são construídos, em parte, na busca e na distribuição de conselhos e na presença de pessoas em tempos difíceis. E em infinitas cadeias de texto com fotos suas no provador da Target vestindo roupas de banho que só verão a luz do dia se três em cada quatro amigos concordarem que são (emoji de fogo).

Você pode ser feliz em agir como uma caixa de ressonância. E, mais uma vez, esse não é um tratado inteiramente contra fazer favores e dar conselhos. Obviamente, gosto de dar conselhos, ou não teríamos essa conversa.

Não, porra! **está aqui simplesmente para os momentos em que você não pode, não deve ou não quer fazer isso.** Talvez seja estranho. Talvez você não tenha tempo agora. Talvez você nunca queira se envolver com isso. Por exemplo:

Seu amigo deve terminar com aquela garota com quem pensou que se casaria, que destrói seu coração como ciganos fazem com pratos? (Sim, mas ele pode não querer ouvir isso de você. E se eles se casarem de qualquer maneira, não há como recuperar provas de sua opinião.)

Seu colega de trabalho não muito brilhante deve desistir antes que saiba se foi aprovado na pós? (Provavelmente não, mas você prefere ficar longe das decisões de vida desse cara. Ele adora Ed Hardy e parece usar spray corporal AX como enxaguante bucal.)

E se seus pais quiserem experimentar o poliamor? O que você acha disso, queridão? Alguma dica?

ALERTA DE LIMITES! Coloque essas ovelhas em confinamento e **faça um favor a si mesmo dizendo não.** Se deseja evitar se envolver de maneira inadequada na vida pessoal de um colega ou se fica constrangido em aconselhar um amigo ou familiar sobre algo que fica fora de sua zona de conforto, **há duas saídas, campeão:**

SILENCIOSO COMO UM NINJA

Às vezes, quando você se depara com uma solicitação clara e específica de aconselhamento pessoal, a melhor resposta é vaga e inespecífica. Por exemplo, se sua colega de quarto perguntar se deve confrontar a amiga em comum sobre uma indiscrição no sábado à noite envolvendo o ex de alguém, você pode preferir ficar de fora da merda. Possíveis respostas incluem:

"Não acho que sou a melhor pessoa para aconselhá-la sobre isso."

"Esta decisão é sua."

"Eu nem sei o que te dizer."

E MORTAL, TAMBÉM

Outras vezes, é melhor para todos se você der um Não na Lata com um motivo, como:

"Não sei dizer o que fazer aqui, porque não entendo completamente todos os fatores em jogo."

"Eu não deveria pensar nisso, porque sei que não compartilhamos da mesma visão do resultado potencial."

"Não quero dar minha opinião, porque tenho medo que isso dê problema entre a gente."

Lembre-se do que eu disse na introdução desta seção: recusar-se a fazer um favor — inclusive se envolver nos negócios de alguém a pedido da pessoa — não faz de você uma pessoa cruel. Pelo que falamos, há maneiras honestas e polidas de reprimir completamente essa linha de investigação.

> **5 frases neutras e sem compromisso para tempos difíceis**
>
> "Que pena isso estar acontecendo com você."
>
> "Sinto muito por você."
>
> "Isso é realmente complicado."
>
> "Conversar com um profissional ajudaria?"
>
> "Volto já com um pouco de sorvete."

E, se tiver tempo e energia para conversar, mas não for sensato emitir uma opinião sobre se Sharon estava errada em dormir com PJ

("Tecnicamente, eles tinham terminado..."), prefira expressões empáticas de apoio, bem-estar e solidariedade.

Questionãodores em série

Você pode ter alguém em sua vida que peça conselhos regularmente. Até em uma base constante. Você pode até berrar um "OMDQM, se me enviar mais uma mensagem perguntando se deve perdoar Sharon e PJ, juro que volto no tempo e esterilizo as mães deles só pra acabar com essa merda".

Nesses momentos, recorra a seu treinamento de H&P.

Você não precisa ser grosseiro ou desdenhoso, nem envergonhar ninguém no processo. O que pode fazer é **incentivar a pessoa a ser menos dependente de você e mais confiante nas próprias habilidades de tomada de decisão.** É um pequeno esforço de sua parte, mas certamente não mais do que já faz como conselheiro/terapeuta freelancer, pelo qual você não é pago e leva muitas horas por semana que poderia gastar assistindo ao basquete universitário ou meditando sobre os mistérios do universo.

Além disso, você os ajudará mais a longo prazo. Dê a um homem um peixe, e você o alimentará por um dia. Ensine um homem a resolver a porra dos próprios problemas, e você ganhará horas ininterruptas com você mesmo. É um antigo provérbio chinês. Procure.

Na próxima vez em que seu amigo (ou irmão, colega de quarto, vizinho etc.) perguntar pela 15ª vez o que deve fazer com relação a seu empregado delinquente ou como deve lidar com seu último rompimento ou com a ideia de negócio incompleta, use uma das seguintes respostas para que ele comece a olhar para dentro:

"Você já pediu meu conselho sobre isso algumas vezes e isso continua acontecendo. É hora de confiar em seus instintos."

"Se eu tivesse fazendo mochilão no Himalaia por um mês sem celular, o que você faria?"

"Eu poderia lhe dar meu conselho, mas você nunca o aceita. Então, vou passar esse e nos poupar o tempo que levará para você fazer o que quiser. Justo?"

Ok, tudo bem, o último foi um pouco pesado. **Algumas pessoas precisam de um amor rude** — especialmente aquelas que o mantêm acordado até a alta madrugada, várias noites por semana, pedindo que descreva em detalhes as etapas que devem ser tomadas para se livrar de uma conexão coletiva contínua que NUNCA evoluirá em um relacionamento adulto maduro e gratificante e, em seguida, elas ainda voltam para o cara cuja reivindicação à fama as faz usar uma *coleira* para provar sua lealdade. Quer saber?

Boa sorte. Tô fora.

Adeus, Felicia

Não sei como consegui me recusar a pegar um tanque de enguias vivas a caminho de uma festa e acabar com um relacionamento tóxico, mas aqui estamos. Livros inteiros podem ser, devem ser e provavelmente são dedicados a dizer não à aceitação negativa de pessoas emocionalmente desgastantes em sua vida. E isso pode parecer uma proposta intimidadora, mas é mais intimidadora do que se submeter regularmente a pessoas que abusam ou tiram vantagem fingindo se preocupar com você? Improvável. Talvez eu escreva um livro inteiro sobre isso algum dia, porque, *ah, baby, tenho algumas HISTÓRIAS*. Mas, por enquanto, você pode usar as ferramentas que já forneci: avaliar seus recursos, pesar consequências, estabelecer e impor limites. Se você está recusando empréstimos no dia de pagamento ou mau comportamento de pessoas venenosas, dizer "Isso não funciona pra mim" é sempre uma opção.

Vou fazer uma oferta *recusável*

Para concluir a seção sobre FAVORES com uma nota mais clara, vejamos **armadilhas de outro tipo: *ofertas* de ajuda.**

Elas podem se apresentar como tentativas inocentes de alguém de aliviar o estresse de suas mãos ou mais esforços enervantes de fazer merda por você que você não deseja que seja feita.

Você sabe do que estou falando — "Tem certeza de que não quer que eu avalie isso e dê um feedback?", ou, "Você precisa de meias quentes! Vou pegar algumas pra você".*

Para facilitar o máximo possível, reuni uma seleção de outras propostas bem-intencionadas e maneiras de responder, se você deseja recusar de forma graciosa e definitiva:

UM NÃO PARA TODO TIPO DE OCASIÃO

OFERTA	RESPOSTA
"Quer mais (comida gordurosa)?"	"Não, obrigado."
"Precisa de uma mão com esse (item pesado com que quase terminou de subir as escadas, o que exigiria que parasse e reequilibrasse apenas para andar mais três metros com assistência)?"	"Não, obrigado."
"Tenho ingressos para (banda popular), está interessado?"	"Não, obrigado."
"Podemos despachar sua bagagem de mão (que você guardou com cuidado para o propósito expresso de não ter que esperar na retirada de bagagem do outro lado)?"	"Não, obrigado."
"Vou beber uma cerveja sem álcool. Quer?"	"Nunca."

---

* Se meu marido tivesse recusado uma oferta de meias quentes — de que não precisava nem queria, mas se sentia compelido a aceitar — nunca teria escorregado e caído da escada de madeira na casa dos meus pais, necessitando de cirurgia no ombro quatro meses depois. Você vive, aprende e insiste que andar descalço está de bom tamanho.

Sim, essa foi uma maneira um tanto trabalhosa de fazer uma observação simples, mas como você está lendo um livro de centenas de páginas sobre dizer uma palavra de três letras, acho que é um jogo justo. E, apesar do que Matt Podcast possa pensar: **"Não, obrigado" é uma resposta totalmente razoável, honesta, educada, e abrange uma ampla gama de ofertas.** Mas, se não é suficiente para você, sempre há as Notas, porra...

Notas, porra: Edição Favores

Reúna o seguinte:

- Expressão de simpatia ou pesar/desculpas (por exemplo: "Queria poder ajudar", ou, "Me desculpe");
- O favor que lhe pediram;
- Um motivo honesto e educado pelo qual você não pode/não deve fazê-lo (opcional);
- Uma oferta para ajudar em outra oportunidade (opcional) e/ ou solução alternativa para obter o favor.

Se você NÃO PODE

_____, mas não posso _____
expressão amigável/   favor que lhe pediram
de desculpas

(porque _____). Talvez você possa
     motivo que o impede

_____? [Ou, se você for flexível,
solução alternativa

Eu poderia ajudá-lo _____.]
     momento alternativo

Se você NÃO DEVERIA

_____, mas não posso _____
expressão amigável   favor que lhe pediram
/de desculpas

(porque _____). Talvez você possa
     motivo que o impede

_____ em vez disso? Boa sorte!
solução alternativa

Se você SIMPLESMENTE NÃO QUER

_____, mas isso é inviável
expressão amigável/
de desculpas

para mim. Talvez você possa _____
     solução alternativa

em vez disso? Boa sorte!

Virando um Nega-Tudo: Favores   **165**

PERMISSÃO E CONSENTIMENTO

pequena seção, se me permite

Não necessariamente um convite, nem sempre exatamente um favor, **a permissão é a própria marca da solicitação.** Por exemplo, alguém que pergunta: "Posso esfregar seus ombros?", tecnicamente o convida para receber uma massagem, mas não procura um RSVP tanto quanto sua aprovação para começar. E a senhora que lhe pede para trocar de assento no avião para que seu cachorro possa olhar pela janela está, de algum modo, pedindo que faça um favor a ela (e ao cachorro) — mas é porque ela sabe que a fileira 12 não é um parque de assentos não demarcados onde pode simplesmente se sentar com Woof Blitzer quando quiser; **ela precisa pedir permissão, e cabe a você dar seu consentimento.**

(Depois, há frases astutamente formuladas, como: "Já terminou?", que realmente significa: "Posso pegar metade do seu sanduíche?" A resposta para ambas é: "Segura a onda, ô, Rufles. Pode ser que eu te passe meu prato, mas tira o olho." E golpe de faca/garfo opcional, conforme o necessário.)

Na primeira metade desta pequena seção, mostrarei alguns Cenãorios populares para pedir permissão e consentimento, e mostrarei como objetar, declinar e recusar, conforme o necessário.

Quanto à segunda metade: acredito que um livro sobre dizer não seria incompleto sem abordar **o consentimento e a manutenção do mesmo no âmbito das atividades sexuais.**

Então, venha para os pedidos banais de trocar de lugar ou acrescentar queijo parmesão à sua massa — e a discussão de por que você não é obrigado a expor suas razões e como transmitir isso a quem pensa de outra forma!

Posso subir a bordo, Capitão?

Naquele dia, no minuto em que o funcionário de um restaurante me recepcionou na porta e perguntou: "Posso levar seu casaco?", meus instintos de Compulsiva por Agradar prevaleceram sobre minha temperatura corporal um tanto baixa. Concordei em remover e realocar minha jaqueta porque, de várias maneiras:

E se esse guardador de casacos depende de gorjetas?

Seria rude dizer não?

E se o gerente não gostar de jaquetas penduradas nas costas das cadeiras, se/quando os clientes finalmente se aquecem o suficiente para removê-las, e se, quando esse momento chegar, o anfitrião tiver problemas por eu ainda não ter tirado a minha?

Não se preocupe, desde então percebi que essas razões são ridículas para tremer com meu coquetel de camarão. De: "Posso levar seu casaco?" a "Posso lamber seus dedos agora, senhora?", o fato é: **inerente a um pedido de *qualquer outra pessoa* de permissão para fazer qualquer coisa com *você*, ou para *você*, há a suposição de que você pode dizer não.**

Não machuca você reforçar isso de vez em quando.

168 Não, porra!

> **Dica de Uso: Recuse espertinhos!** Fique alerta, pessoal. Se alguém iniciar um pedido com "Você se importa se eu...?" — e você se importar —, você tem que dizer SIM, e só. Não se engane por subterfúgios.

Infelizmente, não posso voltar no tempo para mudar as coisas e aproveitar mais as inúmeras refeições que fiz em restaurantes gelados quando não entendia que não há problema em dizer: "Não, prefiro manter o único pedaço de tecido que está entre mim e um ataque de hipotermia. Também vou ficar com a echarpe, obrigada."

Mas, pelo menos, posso salvá-lo de um destino semelhante!

De pedidos para invadir seu espaço pessoal àqueles que demoram mais tempo ou que aumentam as expectativas sobre o que você está achando desta noite — aqui estão **alguns pedidos comuns de permissão e respostas totalmente legítimas a eles.**

PEDIDO	RESPOSTA TOTALMENTE LEGÍTIMA
"Gostaria de pimenta-preta moída na hora?"	"Não, obrigado."
"Que cachorro fofinho! Posso dar umas guloseimas para ele?"	"Não. Obrigado por perguntar primeiro!"
\<funcionário ansioso do hotel pega sua mala solitária\>	"Ah, não, isso não será necessário. Vou usar as rodinhas, não estão aí à toa."
"Me passa seu contato?"	"Não."

Virando um Nega-Tudo: Permissão e Consentimento **169**

PEDIDO	RESPOSTA TOTALMENTE LEGÍTIMA
"Seu vestido tá estranho. Posso ajeitar?"	"Obrigada, mas eu mesma dou um jeito."
"Posso fazer mais uma pergunta?"	"Não. Ficamos por aqui."
"Posso levar meu peguete para o casamento?"	"Infelizmente, a lista de convidados é restrita."
"Troca de lugar comigo?" (Em geral)	"Prefiro não trocar."
"Troca de lugar comigo?" (Em aviões)	"Desculpe, paguei extra pela [janela/ corredor/fila de saída]."
"Não conseguimos uma babá. As crianças podem ir conosco à festa?"	"Acabamos de receber um pacote de expansão Cards Against Humanity e estamos ansiosos para testar. Não é apropriado para eles. Que pena. Da próxima vocês vêm!"
"Posso passar a noite aqui?"	"Hum, não. Vou chamar um Uber pra você."

Quando uma pessoa pergunta se pode levar alguém a seu casamento, ou se sentar à janela, sabe muito bem que não é ok fazer essas coisas. **Se fosse AUTOMATICAMENTE OK, não haveria nem a necessidade de pedir permissão.** É assim que funciona. Os solicitantes vão perguntar. No entanto, você pode dar um Não na Lata e prosseguir diretamente para sua mesa.

Está frio aqui.

Não, é não

Como você bem sabe, defendo de forma ferrenha o **estabelecimento de limites** — ou seja, expor suas intenções e preferências — e **sua imposição** — ou seja, alertar e distribuir consequências para aqueles que invadirem seu rebanho do ok. Na verdade, abordei limites na metade de *Não, porra!* e por todo *A Mágica Transformadora do F** — e, no entanto, agora estou percebendo que nunca os discuti quando se trata de, bem, f*.

Não resisti.

Posso dizer que *A Mágica Transformadora do F** é um livro galhofeiro na maior parte, embora isso seja apenas meia verdade. É um livro profundamente galhofeiro. Mas a realidade é que *o tempo todo* — para sempre e para todos os dias — é muito sério quando aborda fazer e não fazer sexo para quem quer ou não quer fazê-lo. Acontece que hoje, enquanto escrevo um livro igualmente galhofeiro, que espero que seja igualmente útil, muitos de nós estão falando mais abertamente sobre como estabelecer e reforçar nossos **limites sexuais** e parece mais urgente do que nunca adicionar minha voz ao refrão.

Isso faz bem? Não sei. Acredito que sim. Certamente não causa nenhum mal. Então, sem mais delongas, vou contar **a verdade mais verdadeira de *Não, porra!***, nada além da verdade, pessoal.

Você está pronto? Aqui está minha opinião sobre sexo e consentimento:

Não importa se você está beijando, tocando, acariciando, esfregando, lambendo, se retorcendo ou penetrando, nomeie a brincadeira como quiser, **a pessoa que a recebe precisa ter a oportunidade de indicar sua aceitação, *antes que comece*, e de querer fazer uma pausa ou parar completamente a qualquer momento.**

Além disso, **o consentimento ao sexo e à atividade sexual não pode ser definido ou entendido como uma mera *falta* de não.** Deve-se basear em um claro, entusiasmado e espontâneo sim — não em ses, es, ou em invasões-surpresa em orifícios não acordados.

Como tal, permita-me informá-lo, de forma clara e entusiasmada, de que **você tem o direito de dizer não ao sexo sempre que não puder, não dever ou não quiser (começar ou continuar).** Por qualquer razão. Tomei a liberdade de criar uma lista inicial desses motivos, e você tem minha permissão para adicionar QUALQUER OUTRA BENDITA RAZÃO a qualquer momento:

UMA LISTA PARCIAL DE RAZÕES PARA QUE VOCÊ

DIGA NÃO AO SEXO

Dor de cabeça	É terça-feira	_____
Dor de estômago	Ansiedade	_____
Dor no corpo	Tristeza	_____
Vontade de mijar	Muito ocupado	_____
Cansaço	Sem banho	_____
Muito bêbado	Não tá no clima	Etc.

E, em uma virada surpresa: **VOCÊ NÃO PRECISA DAR NENHUMA RAZÃO!***

Não, é não. E sempre será assim. Quanto mais alguém como eu usa sua plataforma modesta e dedos infatigáveis para tranquilizar alguém como você desse fato, mais se espera que ele penetre na consciência pública e afaste a noção totalmente irritante e descontrolada de que qualquer um de nós deve a qualquer outro de nós qualquer tipo de acesso ao nosso corpo. *Jamais.*

Enquanto tenho sua atenção, tenho mais uma coisa a dizer. Esta pepita vai especificamente para um dos meus respondentes anônimos da pesquisa e, em geral, para todos os outros no planeta:

Quem faz com que você se sinta OBRIGADO a fazer sexo ou CULPADO por não fazer não merece fazer sexo com você.

Você não precisa participar do ato mais íntimo imaginável só para não ferir os sentimentos da outra pessoa dizendo não. *Fim de papo. Obrigada pela participação! Tente novamente nunca.*

Você nem precisa fazer isso se a pessoa estiver realmente sendo muito legal com a coisa toda e ainda assim você tem um senso de obrigação e culpa em sua mente devido a séculos de condicionamento cultural atrasado.

Então, deixe-me dizer isso um pouco mais alto para as pessoas na parte de trás ouvirem também:

---

* Não é uma virada.

A OBRIGAÇÃO E A CULPA NÃO SÃO BOAS RAZÕES PARA DIZER SIM AO SEXO, SE VOCÊ NÃO PODE, NÃO DEVE OU NÃO QUER FAZÊ-LO. (OU CONTINUAR FAZENDO.)

Certo, acho que terminamos aqui. A conversa foi boa. Mande abraços a seus amigos e dê gorjeta aos barmens!

TRABALHO E ANÁLOGOS

chefes, clientes, colegas, fornecedores e vendedores, meu chapa!

Mudando de assunto, das relações pessoais para as puramente profissionais, vamos abordar um subconjunto de nãos que **podem afetar sua agenda e qualidade de vida**, bem como **a trajetória de sua carreira, sua reputação e conta bancária.**

As recusas desta seção servem tanto para um escritório no mundo corporativo quanto para um bar local. Afinal, um cliente problemático é um cliente problemático — esteja ele vinculado a uma conta de seis dígitos ou a um Maltipoo barulhento que deseja beber algo do refrigerador da equipe.

Começarei com os **fornecedores**, porque, se você é a melhor vendedora da empresa ou um pai que fica em casa, tem muito o que realizar em um determinado dia. **Você não precisa se prender a merdas desnecessárias, improdutivas ou indesejadas quando está correndo contra o tempo.** Depois, levarei você ao escritório e o guiarei por uma variedade de cenários em que **colegas de trabalho, clientes e chefes podem pedir muito de você** — e o que você dizer para mantê-los na deles.

175

Por fim, darei um tutorial rápido sobre como **recusar e virar o jogo a seu favor** — seja com um possível empregador cuja primeira oferta não seja boa o suficiente, com um senhorio que esteja tentando aumentar seu aluguel ou com Mary Jo no mercado de pulgas que mal pode esperar para vender para você uma de suas peças caríssimas tricotadas à mão. Recusar convites e recusar-se a fazer favores pode resultar em você ter que fazer, gastar ou se esforçar *menos* — **mas, em um contexto comercial, dizer não também pode lhe proporcionar *mais*:** dinheiro, autonomia, vantagens ou mais bons negócios dois por um. **Vamos *não*gociar!**

Obviamente, minha ressalva de sempre se aplica: vá em frente e diga sim a uma ou todas essas coisas se fizer sentido para você — como fazer algo um pouco fora de sua descrição de cargo para provar ao seu chefe que você tem habilidades loucas ou dar desconto a um cliente para que ele retorne.

Mas, se você não pode, não deve ou simplesmente não quer — **e se as recompensas da recusa superam os riscos do consentimento —, então até o Não é Profissional.**

Cenãorios: fornecedores

Dei uma prévia, na Parte I, sobre os vendedores e o pessoal de atendimento. Lá, nos concentramos em fornecedores que oferecem algo (ou algo extra). Aqui, quero desafiar aqueles que estão tentando *tirar* ou *fazer algo* com você.

Em vez de dizer "Não quero isso" antes que a ofereçam, você dirá "Não aceito", após o terem feito— uma pequena, mas significativa, diferença em termos de confiança e afirmação sob pressão.

A seguir, algumas situações em que você deve recusar merda de qualquer pessoa e emitir um NÃÃÃOOO bem gigantão:

- Se sua **OPERADORA DE CELULAR** tentar aumentar os preços quando renovar o contrato, diga: **"Sou um ótimo cliente há X anos e não vou continuar se a taxa aumentar."** Definitivamente, você pode ser renovado sem custo adicional. (Experiência própria, fiz isso mais de uma vez.)

- Se sua **EMPRESA DE CARTÃO DE CRÉDITO** diz que cancelou seu cartão por suspeita de fraude e não pode lhe enviar um novo por três a cinco dias úteis, diga: **"Vocês vão ter que se esforçar. Por 15% de APR, vocês podem mandar um Sedex 10."** (Também aconteceu comigo e fiz isso. Hackers do caralho.)

- Se seu **PERSONAL TRAINER** acrescentar outro peso à barra, apesar de seus protestos, diga: **"Sei que pago para**

você exceder meus limites, mas é aí que eles terminam." Você também pode lembrá-lo de que, se *você* ferrar suas costas, *ele* ficará sem emprego por seis a oito semanas.

- Se o seu **MÉDICO** tentar fazer com que você entre e saia da consulta em menos tempo do que o seu ingrato gato selvagem resgatado levou para quebrar um dos minúsculos ossos da sua mão, diga: **"Desculpe, mas não posso sair até entender completamente tudo o que discutimos hoje."** Pode ser a diferença entre fazer valer o que você pagou pela consulta e voltar para casa com uma compreensão insuficiente de quanto tempo levará para seu quinto metacarpo se curar e o que pode fazer para agilizar o processo. Não que o senhor Stussy e eu tenhamos passado por isso.

Tudo isso parece viável, certo? (No mínimo, é possível tentar. Vamos ver como funciona na prática.)

Continuando a escada metafórica vacilante que fornece a estrutura desta seção, vamos escalar para os **colegas de trabalho**. Cagar e andar não é o ideal, mas você pode ser sutil e menos conflituoso se não quiser problemas — ou se seu almoço desaparecer misteriosamente da geladeira compartilhada.

Cenãorios: colegas

Gente. GENTE. Se minha pesquisa servir de parâmetro, você *se ocupa* fazendo o trabalho de outras pessoas. O que está acontecendo? Você é como uma equipe de cães de trenó de uma pessoa arrastando seus colegas dia após dia — sem mencionar cobrir suas bundas preguiçosas, esquecidas e de ressaca, quando não conseguem chegar ao fim. Você limpa a sala de descanso depois que os sujismundos saem, executa todas as tarefas do escritório, divide contas nas quais não consumiu nada e já descobriu muito mais sobre as idas recorrentes de Cynthia à UTI do que gostaria.

Você (e Cynthia) precisam trabalhar nisso. Permita-me ajudar.

E SE SEU COLEGA...

- **Pede ajuda quando o que realmente quer é que você faça tudo para ele:**

"Sinceramente, não tenho tempo."

"Estou um pouco perdido agora."

NÃO SUBSTITUTIVO OPCIONAL:
"Não posso. A menos que queria tirar X do meu prato. Quer trocar?"

- **Solicita que o cubra quando ele tiver que sair mais cedo por "questões familiares" ou para "fazer qualquer coisa** com o cachorro", porque sabe que você não tem filhos nem pets ou o que quer que seja, e acha que isso significa que não tem nenhum motivo para dizer não:

"É... não. Tô a semana toda esperando minha folga."

"Tenho um encontro quente com a série *Luther*."

"Ah, sinto muito por seus problemas. É por isso que não tenho [filhos/animais de estimação]. Boa sorte!"

Pergunta se pode cobri-lo de vez:

"Gostaria, mas já tenho planos."

NÃO POR ENQUANTO OPCIONAL:

"Hoje não, mas com um pouco mais de antecedência talvez eu possa ajudá-lo em outra ocasião."

Se ele é um pedidor constante:

"Não posso ajudá-lo dessa vez."

"É impressão minha, ou isso virou um hábito?"

"Não, me desculpe."

Se ele está com uma ressaca monstra para trabalhar:

"Nossa, não, mas hoje vou beber um Gatorade Cool Blue em sua homenagem. Boa sorte por aí!"

- **Se mete no seu trabalho quando você não precisa ou não quer:**

"Não, obrigado, dou conta sozinho."

- **Pergunta se quer sair com ele:**

"Hoje não, mas obrigado!"

"Pena, tenho outros planos."

"Agradeço, mas vou ficar com meu (parceiro/futon/tartaruga)."

- **Pede para que o acompanhe a eventos de networking:**

"Não, obrigado. Detesto essa merda."

- **Solicita que avalie sua vida pessoal:**

"Prefiro não falar sobre esse tipo de coisa no escritório."

NÃO SUBSTITUTIVO OPCIONAL:
"Parece uma conversa mais adequada para um happy hour. Se quiser pegar uma dose dupla de margaritas, sou todo ouvidos."

- **Pede carona com muita frequência:**

"Eu gostaria de poder continuar ajudando você, mas, pra ser honesto, o (tempo de viagem/gasolina/etc.) está ficando pesado."

- **Pergunta o tempo todo se pode fumar seu cigarro, em vez de comprar o dele:**

"Você deveria parar. Fumar faz muito mal pra você."

- **Pede que organize presentes para os aniversários, casamentos e bebês dos colegas e o deixa com a conta *sempre*:**

"Gosto de contribuir, mas prefiro não ser mais o banqueiro."

Ou se você não puder contribuir de forma alguma:

"Estou pegado agora e não posso me dar ao luxo de segurar a sacola de presente, por assim dizer. Pode fazer desta vez? Valeu!"

- **Pede que fique com a parte tediosa, chata e/ou invisível do trabalho para ficar com a interessante, divertida e/ou digna de crédito:**

"Prefiro dividir as coisas de outro jeito. Assim."

- **Pede que participe de uma sessão de fotos para divulgar um creme firmador de bunda, porque não conseguiu modelos para fazê-lo e a revista para a qual trabalha será impressa na próxima semana:**

"Não, porra!"

NÃO PROFISSIONAL OPCIONAL:
"Obrigado por pensar em mim para esta oportunidade. Estou lisonjeado que ache minha bunda digna de exposição nacional, mas, infelizmente, vou recusar."

Tudo bem, meus queridinhos, estamos detonando! Hora de dar um salto para **clientes** dos quais você depende, de alguma forma, para financiar seu emprego.

Cenãorios: clientes

Alguns tentam tirar vantagem de você; alguns são apenas indiferentes. Outros não têm limites ou não respeitam os seus. E muitos deixam os filhos vasculharem a seção de brinquedos como um idiota procurando a última pedra e esperam que *você* limpe.

Ainda assim, se realmente precisa do trabalho pelo qual pagam, seja diretamente, como com um cliente, ou indiretamente, se você estiver no setor de atendimento, precisa engolir sua irritação e fazer o que pedem. **Isso se chama "ser adulto".**

Mas você pode **definir limites**, como faria com um colega de trabalho, e as **expectativas**, como um chefe para um funcionário. E da próxima vez que um cara da academia em que trabalha perguntar se você pode "cuidar disso", a toalha nojenta que ele arremessou no cesto de roupa suja e errou — lembre-se de que, **desde que você esteja disposto a arriscar as consequências, pode fazer o que quiser.**

Pegue você mesmo, LeBron.

E SE SEU CLIENTE...

- **Solicita muitas alterações no último minuto:**

"Infelizmente, isso não será possível no tempo que resta."

NÃO POR ENQUANTO OPCIONAL:

"Não posso mudar a abordagem nesta fase, mas depois de ver a amostra, discutiremos os próximos passos."

- **Pergunta se você pode fazer por menos:**

Depois de dar o preço:

"Não, é o mais baixo possível, e ainda assim posso dedicar o tempo necessário para fornecer o resultado que deseja."

"Não é viável fazer por menos."

"Não, mas se quiser buscar outra pessoa, entendo."

Depois de terminar o trabalho:

"Infelizmente, o trabalho está concluído e já fechamos o orçamento."

"Gostaria de poder ajudá-lo, mas não posso conceder descontos após o trabalho feito."

- **Oferece um trabalho que você não quer:**

"Obrigado por pensar em mim, mas não é minha praia."

"Agradeço a oferta, mas não estou disponível." (O "a esse valor", "nesse período", ou "com esse otário", fica implícito.)

- **Ultrapassa a linha entre cliente e amigo:**

Se vocês são amigos:
"Sinto muito, mas a única maneira de isso funcionar para mim é se eu te tratar como qualquer outro cliente."

Se você não é amigo do sujeito nem quer ser:
"Prefiro manter nossa relação estritamente profissional."

- **Pede tratamento especial:**

"Se eu fizer isso para você, terei que fazer para todos os meus (clientes), e vou à falência."

"Meu chefe desaprovaria muito isso."

"Respeito a proposta, mas é impossível."

"Amo você, tia Kelly, mas domingo é meu dia de folga. Ficaria feliz em depilar seu buço no horário regular do salão."

OPCIONALMENTE, ADICIONE SORRISOS, GARGALHADAS, PISCADINHAS E/OU ACENOS.

> **Nem _fodendo_.**
>
> Se alguém — qualquer um — lhe pedir para mentir ou trapacear em um contexto de negócios, DIGA NÃO. Por que você arriscaria sua reputação e, possivelmente, toda sua carreira e seu estilo de vida? Se seu colega lhe pedir para dar um soco nele, para que ele possa sair uma hora mais cedo: _Desculpe, não posso arriscar arrumar problemas._ Se um cliente solicitar que você faça algo por fora, para não precisar pagar o valor total cobrado pela empresa: _Não, não tenho permissão para fazer isso._ Se seu gerente lhe pedir para dizer à esposa que você estava com ele em sua recente viagem de "negócios" a Puerto Vallarta: _Não quero fazer parte disso, Dave._
>
> E, se você estiver tendo dificuldades com uma resposta, substitua a pergunta em sua mente pelas ramificações específicas da solicitação de seu colega/cliente/Dave, ou seja: **"Ei, você colocaria sua reputação e, possivelmente, toda a sua carreira e meios de subsistência em risco por mim?"** Se isso não for um _nem fodendo_ mais rápido do que a Sra. Dave ligando para o advogado de divórcio, não sei o que será.

Falando em Dave, antes de levarmos essa merda adiante, devo abordar um aspecto da recusa que pode ser especialmente indutor de ansiedade para um Sim, Senhor em particular.

E se eu *perder* uma oportunidade: O Cagão no trabalho

O escritório é um terreno traiçoeiro para todos nós. Superadores, por razões óbvias. Os Bundas-moles não conseguem se defender em geral, então por que seriam melhores diante da autoridade? Os Compulsivos por Agradar podem ter chefes, funcionários, colegas *e* clientes a quem se submeter: é muita gente, mas não mais do que família + amigos + turistas solicitando uma foto quando se está com pressa.

As dificuldades dessas pessoas são relativamente semelhantes, seja no trabalho ou no lazer, e já expus as principais estratégias de enfrentamento — com lições sobre como avaliar seu tempo/energia/dinheiro, estabelecer limites, reconhecer a "facilidade" em curto prazo e em longo prazo, a culpa justificada e a injustificada, e aprender a dizer: *Sinto muito, mas eu não sinto muito.*

Depois, há os Cagões.

Como você deve se lembrar da seção sobre CONVITES, **o Cagão sofre de ansiedade — teme tomar uma decisão e ela não se mostrar certa com o tempo.** E, de certa forma, o Cagão no trabalho é similar ao Cagão no lazer:

- Como introvertidos que se perguntam se há algo de errado com eles para recusar convites para festas, os funcionários Cagões ficam inseguros quanto a seu nível — e falta de — ambição. (*Devo querer mais? Há algo errado comigo se não quiser?*)

- Ou até se sentem confortáveis com o desejo de dizer não, mas não necessariamente confiam que estão tomando a decisão certa. (*Estou sendo inconsequente? Vou me arrepender disso?*)

Mencionei que não tenho medo de perder em situações sociais, tenho uma noção clara do que "diversão" vale para mim em relação a "relaxar sozinha com um livro e não precisar me maquiar" e cago baldes para o que os outros pensam disso. E acredito que chegar a esse patamar no quesito profissional para um Cagão exige a mesma lógica, razão e ponderação das consequências de que já falamos: **ter confiança em QUEM VOCÊ É E NO QUE QUER.**

Mas também reconheço que **o Cagão não é só diversão e likes do Instagram.**

As apostas são maiores quando seu estilo de vida está em jogo, e **você também precisa da confiança para ASSUMIR RISCOS CALCULADOS** — especialmente quando está preocupado com a possibilidade de ser injustamente penalizado por um chefe, cliente ou sócio infeliz por dizer não. (*Devo desistir? ELES farão com que eu me arrependa disso?*)

Quando se trata de minha carreira, vacilo para dizer não. (Por que Sim/Quando Não? Porque: Dinheiro! Segurança! Dinheiro!) Estou valorizando melhor meu tempo e energia em relação a qualquer compensação oferecida em troca e que exija mais. Mas isso ainda me leva ao sim — muitas vezes para coisas que não quero fazer —, porque **meu lado Cagão me diz que, se eu disser não, posso perder a *oportunidade* no futuro.**

As oportunidades caem duas vezes no mesmo lugar, certo?

ERRADO.

Sim, existem oportunidades únicas na vida, como ver o cometa Halley ou o L.A. Clippers chegar às finais, e depois há todo o resto. Então eu vou lhe dizer o que digo quando meu lado Cagão começa a dar as caras.

Se você está feliz com o que tem, *fique feliz* e *diga não*. Um Não Profissional salva sua pele de maneira respeitável.

Se você está feliz *agora*, mas pensando no *futuro*, o Não por Enquanto mantém as portas abertas.

E se fazer o que é *certo* para você *incomoda* os outros, então, nas palavras imortais do Dennis Eckersley, famoso jogador de beisebol: eles que se fodam.

Com isso, ele avança e sobe o degrau mais alto: o reino de Dave.

Voando, voando, só que não!

Vários anos atrás, meu então chefe* me perguntou se eu gostaria de representar a empresa em uma viagem de negócios transatlântica. **Meus Sim, Senhor logo se ouriçaram.** O Superador ficou lisonjeado por ter sido requisitado antes dos meus colegas e tentado a

---

* Cara legal, não Puerto Vallarta Dave.

acrescentar outro distintivo a minha farda já lotada. O Compulsivo por Agradar preocupou-se que meu chefe ficaria desapontado se eu recusasse a oferta. O Cagãozinho advertiu que, se eu dissesse não, a oportunidade perdida me assombraria pelo resto da minha carreira.

E, mesmo assim... eu não queria ir. Nadinha.

Primeiro, odeio voar — linhas, germes, assentos desconfortáveis e pessoas com seu pior comportamento. Suporto isso pensando em férias divertidas, mas não gostava da ideia de aparecer para trabalhar em uma cidade distante, com dor no pescoço e um resfriado que peguei de uma criança do jardim da infância.

Também não sou uma grande fã de conversas por educação, o que teria sido crucial nessa empreitada. Além disso, eu sabia que, se eu fizesse uma excursão de uma semana a Londres, acabaria atrasando minhas tarefas diárias em Nova York, com o bônus adicional do *jet lag*.

Cada fibra do meu ser queria gritar: *NÃO, OBRIGADA!*

Não vou mentir para você — não consegui dizer isso de imediato. Senti muita pressão para dizer sim, e isso foi muito antes de eu me tornar um antiguru e ninja do não. Mas eu *realmente* odeio voar, então (e pressagiando o que um dia se tornaria uma Dica de Uso neste mesmo livro), conclamei a suspensão da execução: **"Obrigada, tenho que pensar nisso!"**

Alguns dias depois, meu chefe perguntou se eu havia me decidido; ele precisava de uma resposta, porque, se eu não pudesse ir, havia outros colegas disputando a oportunidade. Em um momento

Virando um Nega-Tudo: Trabalho e Análogos **191**

de clareza ou desespero (já mencionei o quanto odeio voar?), respirei fundo e disse a verdade:

Não, não, eu não quero ir.

Inicialmente, ele pareceu chocado que eu, personificação de Reese Witherspoon em *Eleição*, recusasse qualquer oportunidade de superação. Compartilhei todos os motivos razoáveis que me faziam *não querer ir*,* e concluí dizendo que, embora tivesse gostado muito, achava que ele deveria oferecer a viagem a alguém que a aproveitaria melhor e que gostasse mais da ideia.

E sabe de uma coisa? ELE FICOU TRANQUILO COM ISSO. Até disse que, às vezes, *ele* gostaria de poder dizer não às viagens de trabalho e que respeitava totalmente minhas tretas.

Quero dizer, não com essas palavras, mas a ideia era essa.

O que aprendi com essa provação foi que **não há problema em proteger nossa saúde mental, emocional e física, dizendo não a nossos chefes, se acharmos que precisamos e que é realista**.

Quero dizer, não é para você aparecer no trabalho todos os dias e só fazer a porra que quiser, ou não seria "trabalho", seria "diversão remunerada". Você sabe o que deve fazer para ganhar seu salário e, se lhe pedirem para fazer mais — como aconteceu comigo —, você pode definir e impor limites conforme o necessário.

Às vezes, **vale a pena gastar mais OPLF** para ser útil ou causar uma boa impressão; **em outras, claramente não**. E "vale a pena" pode significar "ganhar apoio, respeito ou recompensa do chefe",

---

* Nesse caso, enumerar meus motivos foi libertador para mim.

192 Não, porra!

mas também "fazer aquilo que não quero nem deveria ter que fazer ainda vale a pena para *não* ser punido ou demitido". Descobrir isso depende de você. Nesse aspecto, posso ajudá-lo.

A perspectiva de dizer não a um chefe é assustadora. Tive alguns superiores excelentes e outros comprovadamente malucos. Mas, na maioria das vezes, todos foram ótimos — e, mais importante, todos foram *humanos*. Assim como o seu, o que significa que ele provavelmente deseja dizer não para o chefe dele às vezes também.

Quando você prossegue com essa suposição racional em mente, ela fica um pouco menos assustadora, não?

E se você **transmitir seu não de maneira honesta, educada e profissional** — espera-se que seu chefe respeite suas tretas. Talvez até a ponto de recompensá-lo por ser honesto, educado e profissional, em vez de puni-lo por ser um covarde Superador Compulsivo por Agradar que não sabe priorizar.

Cenãorios: chefes

Muitos de nós são solicitados pelos superiores a ficar até mais tarde ou a trabalhar nos dias de folga, a dedicar toneladas de trabalho extra sem remuneração extra e a fazer coisas muito além da descrição de cargo — como, no caso de uma pobre alma que respondeu à minha pesquisa, que tinha limpado a área do bar em que o chefe tinha tido "relações" mais cedo naquele dia.

Eca. Isso é foda de várias maneiras.

E embora eu não me reporte mais a ninguém além de mim, em um gesto de solidariedade, ofereço a você os seguintes nãos para **minimizar seu estresse, maximizar sua produtividade e neutralizar sua tendência a desistir em um acesso de raiva**, em vez de apenas dizer "Lamentavelmente, isso não será possível. Mas posso lhe dizer onde guardamos as toalhas."

E SE SEU CHEFE...

- **Exige um prazo muito curto:**

"Isso não será possível."

"Para ser sincero, sinto que posso fazê-lo muito rapidamente ou muito bem, mas não os dois. Qual você prefere?"

- **Solicita que fique até tarde para fazer algo:**

"Me desculpe, hoje não é possível para mim."

NÃO SUBSTITUTIVO OPCIONAL:
"Hoje não vai funcionar para mim, mas, se puder esperar, definitivamente terei tempo para isso (amanhã/esta semana/semana que vem)."

- **Convida você para socializar fora do trabalho:**

"Obrigado pelo convite, mas não posso ir."

- **Solicita que trabalhe no seu dia de folga:**

"Infelizmente, já fiz planos que não podem ser alterados."

EXPLICAÇÕES EXTRAS OPCIONAIS:
"Minha mãe vai realmente me matar se eu não estiver em casa para o seu dia anual do Mandril."

Dica de Uso: Para o bem, que mal tem. Se estiver com problemas para defender sua posição, invoque um terceiro como motivo para não fazer algo. Sua esposa não gosta; seus filhos impossibilitam; Deus está vendo.

- **Solicita que faça muito trabalho adicional sem nenhum faz-me rir adicional:**

"Não acho certo continuar assumindo mais responsabilidades sem ser compensado por elas. Espero que entenda."

- **Solicita repetidamente que cubra um colega que é péssimo:**

"Receio não poder terminar todas as minhas tarefas a tempo, se continuar fazendo o trabalho de (colega que é péssimo)."

"Não aprecio o fato de (colega que é péssimo) me colocar nessa posição regularmente. Espero que resolva isso diretamente com ele, para que pare de me afetar (e ao resto da equipe)."

NÃO POR ENQUANTO OPCIONAL:

"Cobrir regularmente (colega que é péssimo) não está funcionando para mim. Mas, se você estiver interessado em combinar nossas posições, adoraria conversar com você em algum momento sobre como aumentar minhas responsabilidades, junto com uma promoção e aumento de salário."

- **Solicita que voluntários sirvam em um comitê:**

"Prefiro não fazer, obrigado."

NÃO PODEROSO OPCIONAL QUANDO O PEDIDO É DIRECIONADO A UM GRUPO DE PESSOAS:

<cri-cri-cri>

- **Espera que fique com o cachorro dele em sua mesa o dia todo:**

"Sinto muito, sou alérgico." (Mesmo que não seja, é uma mentira aceitável para um pedido completamente inaceitável. Cachorreiros, argh. Você não vê gateiras malucas levando seus bebês peludos para o escritório. Elas os deixam empilhados em todo o mobiliário com cheiro de urina em casa, seu lugar por excelência.)

- **Solicita que faça tarefas além de sua função:**

Se é algo que você não sabe fazer:
"Eu odiaria desapontá-lo fazendo isso mal; acho que deveria pedir para (inserir colega de trabalho apropriado)."

Se é algo que você não deve fazer:
"Gosto de fazer parte de um time, mas isso não foi acordado."

Se é algo que você simplesmente não quer fazer:
"Se for possível pedir a qualquer outra pessoa para fazer isso, eu adoraria."

RELACIONADO: Se seu chefe é o tipo de pessoa que espera que você limpe o escritório depois das delícias da tarde, também pode ser o tipo de pessoa que não aceita não como resposta. **Prepare seu fluxograma! Quais são as consequências de dizer não?** São piores do que usar uma toalha de bar para limpar a mancha ainda úmida? Se sim, está preparado para enfrentá-las?

Não posso decidir por você, mas uma ligação anônima para o Departamento de Saúde pode ser uma maneira satisfatória de relaxar após um longo dia de trabalho.

Dr. Não

Aaah, veja, aqui está outra dessas histórias pessoais instrutivas que gosto de contar quando chega a hora.

Na faculdade, uma professora me contratou como assistente de pesquisa. Imaginei que o trabalho envolveria passar horas toda semana tirando fotocópia e grampeando papéis em um porão úmido da biblioteca, e, de início, foi assim mesmo.

Então, um dia, quando eu estava entregando alguns papéis na casa dela, ela me pediu para descer as escadas em ruínas até o porão para tirar as roupas da lavadora e colocar na secadora. Ela tinha um problema no quadril e eu já estava lá, então disse ok.

Outra vez, ela me deu a senha do caixa eletrônico e me pediu para sacar algumas centenas de dólares para ela. Meus Sentidos de Aranha tocavam a cada toque do botão no banco, nervosos porque, se ela perdesse 20 dólares, imediatamente assumiria que roubei — e ela era... desorganizada... portanto, esse cenário parecia provável.

Mas eu consegui. *Só dessa vez*, pensei, *e se ela perguntar novamente, direi que não me sinto bem com a tarefa.*

Na outra vez em que fui à casa dela, a Velhos Quadris Rangedores me pediu para subir uma escada e tirar o pó das estantes enquanto ela assistia. *Hmm.* Quando terminei, ela me pediu para esvaziar sua máquina de lavar louça. Eu estava ficando cansada de bancar a Cinderela, mas precisava do dinheiro, e colocar copos de vinho em um armário não é exatamente um trabalho árduo. Quando abri a máquina de lavar louça e não encontrei copos da prateleira superior, mas uma fila de brinquedos sexuais de silicone, percebi meu erro de julgamento.

Eu me demiti por e-mail naquela noite. Não me lembro se alguma vez contei a meus pais, mas DISSE que havia contado e que estavam "preocupados" porque aquele trabalho "não fora combinado".

Bodes expiatórios, à vitória!

198 Não, porra!

E se VOCÊ é o chefe?

Como os chefes ocupam cargos de autoridade que tornam inerentemente mais fácil dizer não, não escrevi este livro pensando exatamente nos CEOs. Mas já gerenciei funcionários e sei que pode ser complicado lidar com os desejos, necessidades e erros daqueles abaixo de você na hierarquia e pelos quais você é responsável. Principalmente se você trabalha com um monte de Compulsivos por Agradar a quem não consegue dizer não desde os tempos do estágio.

Por exemplo, se administra uma empresa de varejo, os funcionários podem solicitar férias que você **NÃO PODE** conceder porque a empresa prospera com turismo de verão ou compradores de Natal. Cabe a você **dizer não de maneira educada, mas firme**.

E Glen, do marketing, parece um cara legal, mas faz uma média de três merdas por semana e não parece aprender com nenhuma delas. Como chefe, seu resultado final é tão bom quanto a mediocridade que tolera, então um dia Glen vai implorar por leniência (novamente) e você **NÃO DEVE** dá-la a ele — **ou estabelecerá um precedente caro para toda a equipe**.

Ah, e sua assistente quer uma promoção que a tire da sua equipe e a coloque nos escalões mais altos da empresa. Mesmo que ela mereça, você **SIMPLESMENTE NÃO QUER** perdê-la e ainda precisar procurar alguém novo imediatamente. (**É uma prerrogativa sua**, assim como é dela que avise um mês antes de sair se receber uma oferta melhor em outro lugar.)

O que um *jefe* deve fazer?

Afirmo que, se você é o chefe e está tendo problemas para distribuir nãos, **há muitas maneiras de fazer isso sem precisar bancar a mãe de dragões com seus funcionários.**

Além do Não Profissional padrão, **o Não Substitutivo e o Não por Enquanto são ótimas opções** para a equipe que quer tirar folga ("Não posso lhe dar o Natal, mas posso lhe dar um fim de semana de quatro dias em janeiro") ou assistentes que buscam mobilidade ascendente ("Agora não é o momento ideal para eu perdê-lo e ter que procurar um substituto, *mas* se você encontrar bons candidatos eu os entrevistarei.")

E quando Glen entra de maneira tímida na manhã seguinte à sua última apresentação e pede que lhe dê sua quarta segunda chance nesta semana, **Glen fica com o Não na Lata.**

(Honestamente, se relevar um cara que lhe custa mais do que ele recebe em comissões e tira seu sono, pode abrir mão da ideia de gerenciar.)

Agora que analisamos o panorama, é hora de fazer uma mudança lateral para uma habilidade que chefes, funcionários, fornecedores *e* clientes acharão útil: negociar.

No começo desta seção, protegemos você dos engambeladores — médicos tentando dispensá-lo rápido ou a T-Mobile tentando pôr a mão no seu bolso.

Como tacada final, vou lhe mostrar **como tirar *o máximo* das situações dizendo um não oportuno e bem colocado.**

O poder da *nãogociação*

Por exemplo, digamos que seu contrato de aluguel tenha terminado e que o senhorio proponha um aumento para o ano seguinte. É óbvio que você NÃO QUER pagar mais pelo privilégio de morar no mesmo lugar. Você também não quer se mudar, nem assumir as despesas e os aborrecimentos do processo. Mas, se você se recusar a pagar mais, seu senhorio pode lhe dizer que, *pena, acho que você precisará sair até o fim do mês.*

Aqui é quando você usa o *Preciso? Devo? Farei?* para verificar se você PRECISA pagar para manter o local e se está DISPOSTO a fazê-lo. Bom trabalho, agradeço por ter levado meu fluxograma a sério.

Agora é hora de passar para o *próximo nível*:

- Pergunte-se não apenas quais as consequências para você de dizer não, mas também para a outra parte;
- Por que eles querem o que você tem (por exemplo, dinheiro ou trabalho) e o quanto precisam dele?
- Identifique seus riscos e recompensas, e os deles também.

Para mostrar o que quero dizer, vamos entrar na mente de seu senhorio por um segundo. Encontrar novos *inquilinos* também é um aborrecimento. E se o timing não for perfeito, o aluguel de algumas semanas ou meses desaparecerá enquanto o apartamento estiver vazio. Você sabe pelo que está pagando, e sabe exatamente quanto é, e o total não parece muito apetitoso para nenhum dos dois lados.

Se você disser **"eu adoraria ficar, mas não posso pagar"**, é possível que ele faça cálculos de risco/recompensa e refaça o contrato sem o aumento.

Também é possível que responda: **"Ora, sujeito, tenho contas a pagar. O aumento entra ou você sai!"** (Não sei por que seu senhorio fala como um gângster dos anos 1940, mas cada um na sua.)

Volte para suas opções e consequências. Pagar mais pelo mesmo lugar não é o ideal... mas e se for um lugar *melhorado*?

Você pode dizer: **"Acho que o apartamento não vale a pena para mim na condição atual a um preço maior. Mas, se fizer melhorias em X, Y e Z, renovo com o aumento."**

Na opinião do senhorio, um desembolso único de dinheiro para um banheiro novo e um bom conjunto de persianas pode compensar um inquilino estável disposto a pagar esse investimento ao longo do ano, e ele dirá **"Você é um danadinho, Charlie!"** (Seu nome não é Charlie.)

Ou você pode simplesmente ir em frente e ativar o blefe do Sr. Roper.

O blefe

Se estiver disposto e apto, *sempre* poderá negociar a partir da sua posição ideal. Mas, se estiver disposto a correr riscos, também poderá recuar completamente. Diga algo como: "Não tem problema, eu entendo. Parece que encerramos o assunto. Tenha um bom dia!" E depois veja o que acontece. Se a outra parte da negociação precisar muito do que você tem, ela pode muito bem gritar: "Pera lá, durão de uma figa! Sua barganha tá pesada, mas gosto do seu estilo", quando você se virar. (Mais da metade da missa: Eu não inventei o blefe, mas, se esse é o primeiro que vê, fico feliz em receber os créditos. E ambos nos beneficiamos do acordo.)

A *não*gociação funciona em todos os cenários, baseados em dinheiro e outros. Aqui estão mais algumas maneiras de distribuir nãos:

● **Foi atribuído a um projeto ou cliente de que não gosta?**

Fale. Aborde seu chefe de forma honesta e polida com suas questões. Diga: "Eu realmente não quero trabalhar (nisto/com tal pessoa), porque..." Use a oportunidade para se dedicar à missão ou à equipe de sua preferência. Se já é gerente intermediário ou está apenas começando, como estagiário, confie em mim, ninguém pensou em sua trajetória profissional tanto quanto você. E, se você conseguir detalhar suas objeções e objetivos em uma apresentação persuasiva, pode dizer *sayonara* a uma tarefa indesejável e cumprimentar o departamento dos seus sonhos.

- **Recebeu uma oferta de emprego que não é grande coisa?**

Recuse explicando que gostaria de aproveitar a oportunidade, mas o salário é muito baixo para você deixar o emprego atual. Você pode até propor outro valor — um Não Substitutivo — e ver o que acontece. (Aposte alto para que você possa negociar algo que funcione para ambas as partes.)

Se disserem que atingiram o limite, você não precisa aceitar um emprego que não valerá a pena. Mas, se eles voltarem com um aumento salarial ou comissões, seu não fez um bom trabalho. Um brinde a você!

Ou talvez eles não cedam em relação ao dinheiro, mas você ainda quer sair da situação atual e/ou entrar nessa. Você poderia dizer: "O salário é muito baixo para eu aceitar a oferta como está. O que você pode fazer por mim em termos de promoção de título?" Assistente vs. gerente associado pode ou não significar muito para você, mas, se eles o fizerem, um título melhor o colocará em uma posição melhor na *próxima* investida no mercado. Reflita.

- **Recebeu uma promoção que não deseja?**

Nem todo mundo está ansioso para passar de barman para gerente de bar ou de vendedor para gerente da sede. Se você não deseja a vibração diferente nem o estresse adicional que vem com uma responsabilidade adicional, não há problema em dizer não. Outra pessoa terá a chance de subir na hierarquia e você preservará sua qualidade de vida. Nem todos os ganhos são medidos nas palavras em um cartão de visita ou nos números do contracheque.

Notas, porra: Edição Negócios

Lembre-se do treinamento de *não*selho avançado, na página 150? Essas dicas também são úteis aqui: vá na paz e seja direto (sem ser cuzão). Faça o Não Profissional fluir da seguinte maneira:

- Uma saudação educada (i. e., "Caro Jim", ou, "Bom dia");

- O que lhe pediram para fazer;

- Um motivo para você não poder/não dever fazer (opcional);

- Frase que descreve a conclusão da oferta/tarefa (por exemplo, "feito", "tratado", "resolvido");

- Uma despedida polida (por exemplo, "Atenciosamente").

Se você NÃO PODE

_____,
saudação polida

Infelizmente, _____ não é possível
o que quer que lhe
ofereceram/pediram

para mim (porque_____). (Acrescente
motivo que o impede

um Não Substituto ou Não por Enquanto, opcional)

_____,
despedida polida

_____
seu nome

Se você NÃO DEVERIA

_____,
saudação polida

Infelizmente, _____ não é possível
o que quer que lhe
ofereceram/pediram

para mim (porque _____). Desculpe,
motivo que o impede,
opcional

não posso mais ajudar com isso,

mas desejo que consiga solucionar

_____.

complemento que descreva
o favor em questão

_____,

despedida polida

_____

seu nome

Se você SIMPLESMENTE NÃO QUER

_____,

saudação polida

Infelizmente, _____ não será possível.

o que quer que lhe
ofereceram/pediram

Me desculpe, não posso ajudar com isso,

mas desejo que consiga solucionar

_____.

complemento que descreva
o favor em questão

_____,

despedida polida

_____

seu nome

Virando um Nega-Tudo: Trabalho e Análogos **207**

ROMANCES

sexo, dinheiro, comunicação, divisão de tarefas e depilação nas costas

Temos trabalhado diligentemente em nosso caminho, de pessoas que você não conhece, gosta ou se preocupa àquelas com quem você precisa se preocupar para fazer várias merdas e ganhar a vida. E agora chegamos **àquelas de quem você gosta muito, voluntariamente**. Se você tem, teve e/ou espera ter um **parceiro romântico** novamente algum dia, sabe que esses relacionamentos vêm com solicitações e expectativas além e diferentes das dos chefes, colegas de trabalho, amigos ou colegas de quarto.

Por exemplo: "Quer criar nossos filhos dentro do catolicismo?" Ou: "Você gostaria de tentar uma Cowgirl Invertida?"

Quando é íntimo de alguém — vivendo, dormindo, fazendo sexo, comendo, sendo dono de um animal de estimação ou pai —, parece que você não tem mais limites. Ou que não pode ou não deve haver limites, porque o que é amor se não conceder a outra pessoa a chave do seu coração e de seus Portões do Infer*não*?

Ah, meu chapa, segure suas ovelhas! **TODOS os relacionamentos prosperam em limites normais e saudáveis**. De deci-

208

sões financeiras mútuas a interesses não mútuos, tarefas compartilhadas e pedidos grosseiros, nesta seção, exploraremos uma variedade de situações nas quais você precisa, deve ou quer dizer não a seu nhoinhoinhoi — e como fazê-lo sem acarretar um término.

(A menos que terminar seja o objetivo. Também falarei disso.)

Cenãorios: romances

Dizem que as duas maiores pressões em qualquer relacionamento romântico são **dinheiro e sexo.** Não sou terapeuta de casais oficial, mas os resultados da minha pesquisa indicam que devo expandir essas pressões para incluir **carreira, tarefas domésticas, questões emocionais, críticas e convívio com sogros** (se aplicável).

Mas, acima de tudo, embora os casais que assistem a programas de renovação de casas levem você a acreditar que são duas pias no banheiro principal, **o verdadeiro segredo para um relacionamento bem-sucedido é uma boa comunicação.**

Vamos começar por aí, afinal, quem não se comunica, vocês já sabem.

Ele disse, ela disse, eles disseram, nós dissemos

No começo, vocês precisam definir se *são* ou não um "casal", então vamos abrir com uma verificação de status:

E SE A RESPOSTA FOR NÃO QUANDO SUA METADE DA LARANJA...

- **Pergunta se você quer ser exclusivo, ou usar o título de namoro ou o que quer que seja que se faça hoje em dia:**

"Não, definitivamente, não é isso o que procuro."

210   Não, porra!

NÃO POR ENQUANTO OPCIONAL:

"Não tenho certeza se estou pronto para ter essa conversa. Vamos ver como as coisas vão se desenrolar nas próximas (semanas/meses) e conversamos sobre isso novamente."

"Ainda não estou na vibe, mas não quer dizer que eu não queira."

- **Pergunta sobre morarem juntos:**

"Não, estou feliz com as coisas do jeito que estão."

"Preciso pensar nisso um pouco."

"Gosto de ter meu próprio espaço, mas acredito que um dia estarei pronto para mergulhar."

- **Pergunta se quer voltar após um rompimento/tempo:**

"Isso não vai acontecer."

"Acho que nosso relacionamento terminou quando e como devia."

"Não, obrigado, estou bem assim."

- **Pede você em casamento:**

A vida não é só comédias água com açúcar e romances de Nicholas Sparks. De muitos vídeos virais de pedido de casamento, alguns simplesmente nem deveriam existir, e talvez apenas uma das pessoas do casal saiba disso. Se você se encontra em um desses relacionamentos desequilibrados — ou mesmo se pensa em se casar *algum dia*, mas não *agora* nem *tão em breve*...

Não diga sim só para não magoar os sentimentos do seu parceiro. (Só vai feri-lo mais ainda se você mudar de ideia amanhã, cancelar o casamento ano que vem ou condená-los a um casamento falso e a um eventual divórcio.)

Não diga sim só porque você foi pego de surpresa e gostaria de pensar nisso, mas não tem certeza se está "preparado". (Você está.)

Não diga sim só porque você tem medo de recusar e perder uma chance única de se casar, mesmo sem querer se casar com a pessoa. (O sentimento do Cagão é o pior motivo disparado para se comprometer, seguido de perto por "precisar de um novo conjunto de panelas antiaderentes".)

Diga Não, Não Agora ou diga que precisa pensar — mas por toda a chuva de arroz e pétalas que espera receber: NÃO DIGA SIM.

Agora, supondo que vocês permaneçam unidos — noivos, casados, vivendo em pecado ou de outra forma —, suas habilidades de comunicação continuarão a evoluir. De sair muitas noites por semana a hospedar muitos jogos de pôquer, usar o quarto de hóspedes como lar para amigos rebeldes de fraternidade, **como você**

diz não, é ouvido e permanece firme sem criar conflitos (ou, pelo menos, conflitos de grandes proporções)?*

A resposta é: **Simplificando.**

	NÃO ESTOU NO ESPÍRITO HOJE.	ISSO NÃO TEM NADA A VER COMIGO.	NUNCA.
VOCÊ QUER SAIR?			
QUER ESTAR CERCADO DE PESSOAS?			
QUER SAIR COM (PESSOA DE QUEM NÃO GOSTA)?			
VOCÊ QUER FAZER (ATIVIDADE ESPECÍFICA)?			
VOCÊ QUER FAZER (ALGO DE QUE TENHA MEDO)?			
VOCÊ QUER (TAL COISA QUE NUNCA EXPERIMENTOU, MAS SABE QUE NÃO QUER)?			

Você não precisa mover céus e terras explicando por que não quer ir ao karaokê com os colegas de trabalho dele ou a uma rave com os colegas de quarto dela. (Isso anularia todo o propósito.) Em vez disso, consulte o gráfico anterior, semelhante ao da página 123, e dê o não adequado à situação.

---

* Se você e seu parceiro ficam excitados com brigas, pule esta seção e vá se irritar e se ressentir com a mágoa em seus corações. Aproveite o sexo de reconciliação!

Virando um Nega-Tudo: Romances **213**

É possível **sair da zona de conforto** para viver uma aventura que pode ser divertida e emocionante? E **fazer algo significativo para seu parceiro** (que não seja particularmente doloroso/aterrorizante para você), mesmo que não optasse por fazê-lo sozinho?

Claro que sim. Por que você acha que concordei em assistir a *Matrix Reloaded* na estreia, em Nova York?

Mas também é desnecessário ter que limpar a casa após a terceira festa improvisada do mês ou passar o fim de semana no PS devido a um acidente de remo totalmente previsível. Sua senhora não era coordenada o suficiente para acompanhá-lo nessa atividade. Vocês dois sabiam disso.

> **Coisas que seu parceiro pode gostar e você, não**
>
> Ir a eventos esportivos;
> Assistir a eles na TV;
> Ir a shows de reggae;
> Ir a atividades em igrejas;
> Acampar;
> Comer churrasco coreano.

Casais felizes não precisam necessariamente fazer tudo juntos, nem devem querer. Tudo o que realmente precisam fazer **é se comunicar e respeitar as escolhas do outro**.

Meu marido e eu somos a prova viva de que uma eremita pode se relacionar com uma borboleta sociável e ter uma vida social satisfatória para ambos. Fazemos o que queremos fazer juntos, mas também "deixo" ele sair sem mim e ele me "deixa" ficar em casa sem ele.

Às vezes, a pergunta não é "Quer ir?", mas: "Se importa se eu for?"

Se a resposta for não, você deve ir — ou ficar em casa com um pote de manteiga de amendoim e um pacote de biscoitos Ritz. (Tá, dois.)

Você é TDB*

Um sistema que funcionou bem em meu relacionamento por quase duas décadas — com exceção de uma cadeira incrível com uma almofada de veludo azul-real que meu marido deveria ter me deixado comprar no Mercado de Pulgas de Nova York em 2008 — é a **Troca de Benesses (TDB)**.

> **Coisas de que sua metade é livre para desfrutar sem você**
>
> Ir a eventos esportivos;
> Assistir a eles na TV;
> Ir a shows de reggae;
> Ir atividades em igrejas;
> Acampar;
> Comer churrasco coreano.

A maneira como funciona é, se um de nós é contra alguma coisa, como, por exemplo, usar vime como um conceito geral de decoração, concordamos previamente que não haverá gemidos prolongados de insatisfação e/ou julgamentos pela divergência de opinião. **Um voto "não" é suficiente para o vime ficar fora da discussão.**

(Desenvolvemos o TDB depois que ele me disse que não queria pets e o persegui para ver uma caixa cheia de gatinhos no Soho e acabamos com 12 anos de Doug, o pior gato do mundo.)†

---

* No original, *You da real MVP*, em referência à homenagem que Kevin Durant fez à mãe enquanto recebia o MVP Trophy (Troféu do MVP — *Most Valuable Player*, Jogador Mais Valioso, em tradução livre). A frase se tornou um bordão que significa que alguém fez algo de forma exímia. Aqui, a autora faz um jogo de ideias usando MVP para *Mutual Veto Power* (Poder Mútuo de Veto). [N. da T.]
† Ok, tecnicamente, acabamos com mais dois gatos na República Dominicana no ano passado, mas, em minha defesa, eu nunca havia alimentado um gato abandonado antes e não sabia que isso produz MAIS DOIS GATOS, MIAU.

Virando um Nega-Tudo: Romances **215**

Por outro lado, se um de nós é meramente neutro em uma compra, destino de férias, atividade ou decoração — e o outro realmente deseja aquilo —, a parte neutra não impede. O resultado é que **um de nós obtém o que deseja sem que o *outro* arque com algo que *não* deseja.**

> **Mais 7 coisas para as quais a TDB é útil**
> Cores das paredes;
> Padrões chineses;
> Grandes gastos;
> Tapeçarias;
> Festas temáticas;
> Ornamentos com plantas;
> Swing.

Obviamente, se o assunto é de importância significativa, como ter ou não filhos, ou qual é a maneira correta de repor um rolo de papel higiênico, uma conversa mais longa e/ou uma queda de braço leve podem ser justificadas. Mas, de modo geral, a **TDB é uma maneira eficiente de evitar pequenas queixas que não merecem grandes conflitos.** Por exemplo:

"Gosta dessas cortinas?"

"Não."

"Quer passar a lua de mel no Japão?"

"Não."

"Quer se fantasias de Ina e Jeffrey no Halloween?

"Não."

Fazer ou não fazer, eis a questão

Acredito que as tarefas domésticas — como tirar o lixo, aspirar, lavar roupas ou lavar a louça — devam ser divididas o mais uniformemente possível entre os parceiros que compartilham um domicílio, considerando que alguns de nós têm diferentes preferências e níveis de força e/ou tempo, e faz parte de um relacionamento aliviar a merda do outro.

Certamente, alguns parceiros vivem em casas diferentes — cada uma com a própria pilha de louça suja na pia —, mas, de qualquer maneira, todos acabamos assumindo "tarefas" em nome do casal: planejar encontros, comprar presentes ou agendar com o corretor para procurar apartamentos nos quais um dia possamos compartilhar uma pia de louça suja. E sempre que a divisão de trabalho parecer desequilibrada, convém ajustar a balança.

E SE O SEU PARCEIRO...

- **Solicita que você envie um e-mail:**

"Tô muito ocupado agora. Você pode enviar este?"

"Na verdade, você pode recusar o convite do torneio Settlers of Catan? Mara e Gustav são seus amigos. Obrigado!"

- **Solicita que você marque um compromisso:**

"Seria melhor para mim se você pudesse ver isso."

"Recebi o eletricista semana passada. Se você pudesse ver o encanador dessa vez, seria ótimo."

- **Solicita que organize a excursão em grupo:**

"No momento, estou um pouco cansado de reunir tropas. Posso passar a bola pra você?"

NÃO SUBSTITUTIVO OPCIONAL:

"Não tenho condição de procurar um restaurante de que 12 pessoas gostem, mas as convidaria para a Domino's. A menos que queira resolver isso."

- **Solicita que você compre os presentes:**

"É bom dividirmos a compra de presentes de maneira mais uniforme, pois eu costumo fazer tudo. Vamos começar agora."

"Um kit de bafômetro caseiro para seu tio e uma focinheira para sua mãe, que tal?"

- **Solicita que faça o jantar (ou qualquer outra coisa, sempre) porque você é "melhor nisso":**

"Ah, é porque a prática leva à perfeição. Sempre é tempo de aprender uma nova habilidade!"*

---

* Não se aplica a Aperol Spritz, pois nenhum treinamento conseguiria me tornar melhor do que meu marido. Eles são as curvas efervescentes e levemente amargas em que derrapo.

Também é possível que **seu parceiro não esteja** *pedindo muito* **para você fazer coisas** como tirar o lixo ou comprar todos os presentes de Hanukkah para os netos, mas que **sempre ficou implícito que você faria esse tipo de coisa**; ou talvez ele tenha pedido uma vez, você disse que sim, e de alguma forma isso se transformou em um hábito. Se deseja refazer a lista de tarefas domésticas, precisará ordenar **Nãos Proativos**, de que falei na página 71, como for de sua preferência. Aqui estão bons modelos:

"Posso conversar com você? Não amo ser o único a fazer X o tempo todo, então quero bolar um plano para tornar isso mais equilibrado no futuro."

"Então, parece que X geralmente é meu trabalho e Y é seu, mas talvez possamos mudar isso por um tempo e ver como funciona. Variedade é o tempero da vida!"

> **Amor, você viu a pinça?**
>
> Existe a intimidade sem limites do amor verdadeiro e existe espremer as espinhas de alguém. Se você e seu Chokito se contentam em procurar cravos, arrancar pelos ou lavar os orifícios danadinhos um do outro, vá em frente: desejo-lhe uma vida inteira de felicidade. Mas saiba que é normal dizer: *De jeito nenhum*, quando alguém com quem você está saindo, namorando, noivo ou casado pede que faça um ato desagradável ou dê uma olhada no item premiado do Não na Lata para solicitações grosseiras e/ou grosseiramente inapropriadas. Vou quebrar seu galho e dizer que há muitos esteticistas qualificados e sites de fetiche que podem dar conta disso.

Ei, já que se levantou...?

Quando meu marido operou o ombro, eu levava sacos de gelo de 5kg da lanchonete para o nosso apartamento para alimentar a máquina de terapia a frio que ficou ligada a ele por duas semanas. Quando meu gato selvagem estúpido quebrou minha mão esquerda, ele me ajudou a raspar minha axila direita por um mês.

Todos fazemos o que temos que fazer.

E quando sua parceira pede que pegue algo no outro cômodo, leve o copo para a pia ou veja se tem mais barrinhas de Snickers, porque você já acordou e ela está prestes a menstruar, com uma súbita necessidade visceral de caramelo, amendoim e nougat com cobertura de chocolate, é interessante dizer: *Claro, Sem problemas*, ou, *Acho que vou ao supermercado agora mesmo*.

Mas se você não está de pé e/ou acha que sua boa natureza é explorada com muita regularidade quando está — um Não na Lata pode ajudar a redefinir a dinâmica do relacionamento. Basta dizer.

PEDIDO	RESPOSTA
"Você pode pegar meus óculos?"	"Você não consegue ver onde eles estão?"
"Você pode verificar se a porta está trancada?"	"Estou disposto a viver perigosamente esta noite."
"Você pode passear com o cachorro?"	"Ele me disse que prefere sua companhia."

Talvez você não deva fazer isso

Muitas pessoas responderam à minha pesquisa que **gostariam de dizer não a solicitações críticas do parceiro** — como não fazer, vestir ou comer certas coisas, ou sair com certas pessoas.

Bem.

Mais uma vez, não sou Chuck Woolery, mas acho difícil ter uma conexão amorosa com alguém que sempre lhe pede para se comportar de outra forma ou mudar coisas fundamentais em si mesmo.

E não estou falando de outra metade que pede que você pare de beber muito porque está preocupada com um sério problema de saúde, ou alguém que todos nós concordamos que é objetivamente correto quando diz que você deve aposentar os calções usados do Camp Beaver View de 1992. Nesse ponto, eles têm razão.

Virando um Nega-Tudo: Romances 221

Estou falando de um marido, esposa, namorado, namorada ou parceiro de gênero fluido que lhe sugira ir à academia para **"cuidar do peso que ganhou nas férias"** ou que peça com frequência que pare de fazer coisas inofensivas de que você gosta, como cantar em público ou pular na rua. Ou usar meias esportivas até o joelho com shorts quando não está em um campo de futebol. Esquisito.

Se esse é um padrão no seu relacionamento, pode não ser possível (ou aconselhável) tentar salvar as coisas com alguém que parece decididamente não gostar do que torna você, *você*. Me desculpe, sei que não é muito legal pensar nisso. Mas, pelo lado positivo, talvez seu parceiro preferido não perceba o impacto que seus comentários e pedidos causam — e **você poderá abrir seus olhos se tiver coragem de lhe dizer.**

Se eu fosse você, não esperaria.

Caso ilustrativo: meu namorado do ensino médio nunca fez comentários negativos sobre meu peso e sempre dizia que eu era bonita, mas nós dois tínhamos problemas de imagem corporal e a temporada de bailes estava se aproximando, então estávamos tentando manter a forma juntos. Uma tarde, depois da aula, mencionei que queria ir ao Pizza Hut. Ele sorriu e cutucou minha barriga como se dissesse: "Tem certeza de que é uma boa ideia?"

Na hora, entendi que a intenção dele era fazer uma piada, mas também senti como se tivesse levado uma pancada no estômago com uma vara de chumbo. Ainda me lembro da sensação. Até me lembro da camiseta GAP azul-petróleo que usava, enquanto olhava para o dedo indicador dele pressionando levemente o tecido. Não me lembro da resposta que dei a ele — provavelmente, como internalizei o choque, a vergonha e a tristeza, fingi que estava tudo bem e não disse nada.

Dado que ainda penso nisso 23 anos depois, esse provavelmente não foi o melhor curso de ação.

Hoje, com a experiência de vários outros relacionamentos e muito desenvolvimento pessoal, eu teria dito a ele: "Tenho certeza de que você não quis dizer nada com isso, mas me fez sentir realmente mal. Por favor, não faça isso de novo."

Então agora estou dizendo a VOCÊ: **Se alguém que ama o faz se sentir mal consigo mesmo, você deve falar, se afastar e dizer Não, não aceito isso, e é tal o motivo.**

Se puder fazer isso — e se ele estiver disposto a ouvir, pedir desculpas e aprender —, você descobriu um amuleto.

Tudo se resume à bufunfa (e à buzanfa)

Agora começamos nossa programação do horário nobre: **dinheiro e sexo.**

Conflitos sobre qualquer um desses fatores podem atrapalhar um relacionamento mais rapidamente do que uma cobrança inexplicada do Visa da Barely Legal de Larry Flynt na Bourbon Street, e cabe a você e seu parceiro decidir até que ponto podem se acomodar quando a estrada ficar irregular. Se namora há 30 dias, as respostas podem ser diferentes das de 30 anos, mas **aqui estão algumas ma-**

neiras gerais de expressar objeções ao discordar dos fundamentos do compartilhamento de despesas e/ou orgasmos:

- **Em gastos (jantares, viagens etc.) fora do seu orçamento:**

"Se é indiferente para você, prefiro não. Ultimamente estou sentindo o rombo das despesas."

"Parece ótimo, mas eu/nós não podemos pagar agora."

"Temos feito muita coisa cara e acho que provavelmente deveríamos nos segurar por um tempo."

NÃO SUBSTITUTIVO OPCIONAL:
"Isso parece ótimo, mas que tal (fazer/comprar/optar por) (uma versão mais barata)?"

Se ele insistir em pagar e você ficar desconfortável com isso (POR QUALQUER MOTIVO):

"Aprecio a oferta e sei que você só quer que possamos nos divertir, mas isso me deixa desconfortável e tenho que dizer não. Por favor, não leve para o lado pessoal."

- **Para uma conta bancária conjunta:**

"Não tenho certeza se estou pronto para isso."

"A mera ideia de ter alguém envolvido na forma como administro meu dinheiro e pago minhas contas me causou um sofrimento intenso e sufocante. Sério, olhe para mim. Tô hiperventilando. OMDNÃOCONSIGONÃOCONSIGOFAZERISSO."*

NÃO POR ENQUANTO OPCIONAL:
"No momento, estou inclinado a manter nossas finanças separadas, mas podemos pensar nisso em (dada época)."

• **Ao lhe pedir que sacrifique sua carreira pela dele:**

"Pensei muito sobre isso e não posso fazer isso e ser feliz em nosso relacionamento. Espero que possamos resolver as coisas de outra maneira."

• **Para apoiá-lo financeiramente:**

É possível que você tenha começado como principal (ou único) responsável pelo sustento e tenha ficado satisfeito com esse arranjo. Mas, com o tempo, ou em circunstâncias difíceis ou incomuns, pode não ser mais o arranjo ideal — ou viável. Você tem permissão para repensar os principais assuntos relacionados ao estilo de vida e também não pode dobrar seu salário só porque alguém perdeu o emprego ou deseja abandoná-lo para obter graduação em jazz.

Se for para ele voltar à escola e se especializar:

"Eu gostaria de poder arcar com todas as nossas contas, mas já fiz os cálculos e isso simplesmente não é possível. Fico feliz em ajudar a debater outras maneiras de fazer isso funcionar."

---

* Pode ter sido o que eu disse ao meu marido antes de nos casarmos. Leitor: não temos uma conta conjunta.

Virando um Nega-Tudo: Romances **225**

Se for para ele buscar o emprego dos sonhos que não paga muito bem:

Veja a anterior.

Se for para que ele poder ficar em casa com seus filhos:

Veja a antes da anterior.

Se for devido a uma perda repentina de emprego:

Veja a antes da antes da anterior.

Se for após um período prolongado já o ajudando financeiramente:

"Infelizmente, não vou mais conseguir fazer isso. Chegou a hora de encontrar outra solução."

Se ele estiver passando por uma situação crítica:

"Lamento muito que esteja passando por isso, mas não posso ser o único a ajudá-lo. Está além do meu nível de habilidade/ conforto."

Ou se você acabou de perceber que seu parceiro é espertinho/mentiroso patológico/criminoso...

"QUE. PORRA. É. ESSA? Você está por sua conta, pegarei minhas chaves de volta e uma ordem de restrição, se precisar."

E, por último, mas não menos importante...

226 Não, porra!

- **Para sexo, se você não pode, não deve ou não quer:**

Tenho certeza de que examinamos isso nas páginas 171 a 174, mas reitero: **"Não" sempre deve bastar**, para alguém que você acabou de conhecer em uma bagageira dos Packers ou alguém com quem vive em felicidade conjugal por mais da metade de sua vida.

POR QUALQUER RAZÃO.

Se quiser *dar* motivo, como "Estou muito cansado", "Não me sinto bem com meu corpo agora", ou, "Seu hálito cheira a saco de bisonte", é com você. Isso pode aliviar a tensão. E deve acabar com a discussão até que alguém aprenda a usar palitos de dente. Sério, estamos curando carne lá?

(Veja também: floreios para poupar os sentimentos, na página 65.)

Mas talvez o motivo para você não querer fazer sexo agora seja porque o *sexo que tem feito* com seu parceiro não seja do seu agrado e você não sabe como abordar isso, então você parou. Isso é contraproducente para todos os envolvidos, mas tudo bem. Mais uma vez, "Não" deve bastar até você reunir os recursos necessários, e talvez alguns acessórios, para dizer:

> **Outros problemas que talvez precisem ser resolvidos antes que queira fazer sexo hoje, amanhã, com mais frequência ou sempre: uma amostra**
>
> Alguém não tem sido superlegal ultimamente;
>
> Alguém não ouve o outro;
>
> Alguém está agindo de forma muito egoísta;
>
> Alguém tem sido inconsequente;
>
> Alguém tem problemas de compromisso.

"Gostaria de tentar algo um pouco diferente desta vez."

Mas se o seu motivo for "**Temos outros problemas de relacionamento que precisam ser resolvidos antes que eu queira fazer/me sentir confortável fazendo sexo com você**", então, como disse na página 222, você vai ter que acabar falando disso. Pode levar a uma conversa tensa ou constrangedora (ou, sejamos realistas, a várias conversas), mas o fato é que **as pessoas não conseguem resolver um problema que não sabem que têm**.

Ou ainda, quando são duas ou mais pessoas. Não sei como seu relacionamento funciona e não julgo.

Dependendo da sua situação, minhas avaliações e conselhos podem parecer corretos, muito íntimos ou ser uma combinação quente e pesada dos dois. Isso ocorre porque o **sexo e os relacionamentos — e seu relacionamento com o sexo — são muito complicados e únicos**, e eu não tenho todas as respostas. Se tivesse, escreveria tipos muito diferentes de livros, embora eles provavelmente ainda tivessem "porra" e análogos nos títulos.

Tudo o que posso fazer é: (a) assegurar-lhe que você não está sozinho com seus problemas e (b) rejeitar o senso comum para você fazer o que achar válido nas preliminares, como achar melhor.

Além disso, (c) continuar lembrando que você tem o direito de dizer não ao sexo POR QUALQUER MOTIVO.

E, se precisar de ajuda para estruturar seu argumento, as Notas, porra estão aqui para você. (De uma maneira totalmente platônica.)

Notas, porra: Edição romances

Reúna o seguinte:

- Termo carinhoso (por exemplo, "Neném", ou, "Raio de sol");
- Coisa que lhe pediram para fazer;
- Verbo correspondente;
- Uma sugestão/solução alternativa;
- Um período alternativo no qual você pode fazer isso (opcional).

Se você NÃO PODE

Me desculpe, _____, mas não posso _____
termo carinhoso   verbo

_____. Talvez nós/você _____?
coisa que lhe pediram   sugestão/solução
para fazer   alternativa

(Ou, se isso não puder esperar, ficaria feliz em

_____.)
outro momento, como "mais tarde",
ou, "daqui a algumas semanas"

Se você NÃO DEVE

Me desculpe, _____, mas não é uma boa
termo carinhoso

ideia para mim. Talvez nós/você _____?
                                          sugestão/
                                          solução alternativa

(Não me importo se você _____ _____
                             verbo   coisa que lhe pediram
                                          para fazer

sem mim!)

Se você SIMPLESMENTE NÃO QUER

Meu querido_____, realmente
        termo carinhoso
não quero fazer isso. (Não me importo se você

_____ _____ fizer isso sem mim!)
    verbo   coisa que lhe pediram
               para fazer

FAMÍLIA

pais, irmãos, filhos, sogros e tudo o que quiserem de você pela vida toda

Até agora, todo o livro o ajudou a começar a navegar pelos problemas que podem surgir com sua família — como recusar ingressar no clube de bridge da sua mãe ou ler o manuscrito do urologista do seu irmão. E esse é um bom progresso, mas suponho que seus músculos do não precisem de um treino mais puxado e árduo antes que consiga metê-los totalmente na cara dos seus parentes.

Só um palpite.

Para sua sorte, sou muito boa em dizer não à minha família. Também sou muito boa em dizer não à do meu marido e a todos os agregados — e até agora não fui renegada, deserdada, divorciada ou solicitada a deixar a casa de alguém após dizer honesta e polidamente a seus filhos de quatro anos: "Não vou brincar de *carrinho*."

Portanto, nesta porra de seção final, considere-me o Mickey Goldmill de seu Rocky Balboa. Vamos dar botes em **pedidos ousados**; fazer deadlift em **demandas irracionais**; içar **pedidos de hospedagem**; tirar nossos rabos de **presentes de grupo, sentimentos de culpa** e **idas para casa nos feriados; e recusaremos bate-papo por vídeo em horários inoportunos, mãe.**

Mamãe, [não] quero mamar!*

Eu já disse isso e vou repetir:

**Em última instância, sua família são apenas
pessoas, e não há problema em dizer não a elas.†**

Se você os machucar, eles não sangram? Se agradá-los, não riem? E, se recusar educadamente ir ao casamento de seu primo, eles não lhe deram a opção literal de dizer não no RSVP?

Assim foi feito, e assim é.

É bom lembrar isso quando estiver com dificuldades de negar a um membro da família algo que ele pediu e que você não pode, não deve ou não quer dar.

Outra coisa útil a ter em mente é: **Como você gostaria que eles lidassem com a situação se os papéis se invertessem?**

Não sei você, mas não gosto da ideia de um familiar me dizer sim quando não quer fazer algo ou aparecer quando não quer estar em algum lugar, e fico feliz por eles serem honestos. Se eles não se sentem confortáveis em ser honestos, podem ser polidos, e isso também é bom. **Eles não devem se sentir culpados por tomar**

---

* No original, *Look Ma, [these are my] no hands!*, um jogo de ideias com o clássico bordão da cultura norte-americana *Look Ma, no hands*, que indica habilidade e mestria em um grande feito (o contexto original é de uma criança mostrando à mãe que sabe andar de bicicletas sem as mãos), que já foi revisitado em grandes cânones de sua cultura, como, por exemplo, em *Forrest Gump*. [N. da T.]
†Este é o assunto de um capítulo inteiro do meu livro *You Do You*: http://nofucksgivenguides.com/ydy/ [conteúdo em inglês].

234 Não, porra!

esse tipo de decisão, e nem eu quando os trato exatamente da maneira que gostaria de ser tratada.

É uma regra sólida. De ouro, você pode dizer.

No entanto, antes que alguém trate alguém com honestidade e polidez, alguém precisa decidir primeiro se deve dizer não. Não fique nervoso — você já fez isso. De acordo com as diretrizes e o fluxograma "Eu realmente preciso", na página 60: este é um **PRECISO** ou **DEVO**? E, afinal, **VOCÊ O FARÁ?**

Você precisa comparecer ao torneio de lacrosse do seu irmão a três estados da sua casa ou é aceitável ficar de fora dessa?

Sua filha ficará irreparavelmente magoada se você disser que ela não pode ter uma scooter vermelho-cereja ou você já ativou o modo Bunda-mole?

Você deve dizer sim quando seus pais pedirem que os leve ao aeroporto ou, como o voo é às 6h do seu dia de folga, arranjar um táxi seria razoável?

Após decidir sua resposta, posso ajudá-lo a desistir e se expressar de 20 maneiras diferentes. Vamos nos aquecer com uma ramificação da seção ROMANCES, já que **à família de outra pessoa — por mais que seja próxima de você — é mais fácil dizer não.**

Virando um Nega-Tudo: Família   235

Cenãorios: sogros

Para os fins desta seção, "sogros" se refere a todo e qualquer familiar do seu parceiro — se vocês deram três trepadas ou se já se juntaram no santo matrimônio.

Nunca é cedo para estabelecer limites.

Eles são pais, mas não *seus* pais. Irmãos, mas não *seus* irmãos. E sei que isso pode parecer loucura, mas... você não precisa aceitar solicitações deles só porque se casou com alguém do clã — ou por namorar, com ou sem o potencial de uma futura associação legal.

O truque de nãozar extrafamiliares é refletir sobre tudo o que já ensinei a você, incluindo Por que Sim/Quando Não, ponderar a culpa justificada versus a injustificada e internalizar o fluxograma em relação à obrigação. Em seguida, adicione a cartada final:

Eu tenho que dizer não a isso?
(Ou meu parceiro pode lidar com isso?)

- **Alguns pedidos são direcionados diretamente a você, e cabe a você, exclusivamente a você, aceitar ou recusar.**

Os exemplos incluem: "Você gostaria de se juntar a nós para um dia de meninas no spa?", "Posso colocar em contato com você uma cliente minha que escreveu memórias sobre sua paixão por cavalos-marinhos?", ou, "Por que nunca participa do nosso círculo de abraços?", para os quais você pode dizer:

236 Não, porra!

"Muito obrigado por me incluir, mas tenho que recusar."

NÃO SUBSTITUTIVO OPCIONAL:

"Tenho que recusar, mas talvez pudéssemos fazer X (ou, melhor ainda, Y) (em um momento diferente)."

"Não é algo que me interesse, mas agradeço que tenha pensado em mim."

"Alguns hábitos da sua família não são naturais para mim. Espero que entenda de onde eu venho e que possamos continuar de maneiras distintas, porém boas para todo mundo."

- **Mas outros pedidos, convites e afins são direcionados a você como casal, e talvez seja melhor que seu parceiro resolva.**

Na saúde e na doença e e-mails escritos para "nós" — não é assim que os votos são? Aqui estão algumas coisas que pode dizer ao seu parceiro para que ele lide com a situação:

Se VOCÊ quer dizer não:
"Não quero fazer isso, mas entendo perfeitamente se quiser ir sem mim. Eu adoraria se você pudesse dar a resposta por nós dois e só dizer a eles que não posso."

"Acontece que prefiro não passar quatro horas em um almoço com seu tio racista. Você pode fazer o que quiser, mas, a menos que queira que eu diga isso *especificamente*, preciso que dê a resposta em nosso nome. Obrigado, tointoin!"

Se VOCÊS DOIS quiserem dizer não:
"Ótimo, por favor, informe-os."

"Se não pode dizer a verdade a seus pais, não me culpe por isso, ok? Ficarei feliz em ajudar a inventar uma alternativa que não o faça passar os próximos dez anos remoendo isso."

Como está se sentindo, Rock? Pronto para perseguir uma porra de uma galinha no quintal? Bom, porque muitas vezes lidar com os membros mais jovens da família é assim. Vamos acabar com eles!

Cenãorios: pestinhas

> **Coisas que crianças podem pedir e você não pode, não deve ou não quer dar**
>
> Coisas;
>
> Dinheiro;
>
> Permissão;
>
> Mais (tempo, doces etc.);
>
> Isso dá conta de tudo.

Não sou mãe. Se você acha que isso me desqualifica para dar conselhos sobre como dizer não aos seus bombonzinhos, não ficarei ofendida se quiser pular esta seção.

No entanto, observe que, pela mesma lógica, você também pode recusar sugestões de muitas pessoas que tiveram boas interações com, mas não conhecem profundamente, o assunto sobre o qual estão dando conselhos, como ginecologistas homens, funcionários da Best Buy que não possuem Samsungs de tela plana de 50 polegadas e arquitetos que nunca viveram em uma casa colonial, mas ficam felizes em cobrar uma taxa exorbitante para lhe dizer exatamente como você deve restaurar a sua.

Isso é totalmente com você.

Do jeito que Sarah Knight gosta

Posso não ter filhos, mas tenho sete sobrinhos, dois de primos de primeiro grau e inúmeros amigos cheios de filhos — e deixe-me dizer que a Perversa Tia Sarah tem um forte histórico de acabar com a angústia adolescente, impedir que crianças dominem a janela do avião e fazer com que os alunos da terceira série parem de implorar por sorvete e comam o maldito cachorro-quente primeiro.

Qual é o meu segredo? Pensei um pouco quando me sentei para escrever esta seção, e eis minhas conclusões:

Talvez você se sinta culpado por negar o coelho que seu filho quer.

Mas *eu* não.

Talvez você fique preocupado achando que ele o odiará para sempre por lhe negar mais dez minutos brincando lá fora antes que tomar banho se torne uma necessidade.

Mas *eu* não.

Talvez você esteja tão velho, cansado e desgastado que não tenha mais forças para lutar por um toque de recolher "razoável".

Mas *eu* não.

Em suma, talvez eu ache fácil dizer não a crianças *porque* não tenho filhos. Faz sentido. Não sinto culpa, medo, suscetibilidade aos olhinhos pidões de cachorro nem paciência com as besteiras delas.

Então, aqui está uma ideia maluca...

Talvez uma maneira de começar a dizer não a seus filhos seja **fingir que você SOU EU dizendo não aos filhos de ALGUÉM!**

(O quê? Sabe-se que os jogos de dramatização animam muitos relacionamentos; não vejo razão para não revolucionarem o seu com esse diabo de fralda que você convidou para sua casa.)

Brincadeiras à parte, porém, apenas como exercício: da próxima vez que chegar ao limite de sua paciência parental — em vez de ceder à demanda que está por vir —, que tal internalizar sua antiguru favorita, que não tem filhos, para apoio emocional e ver o que acontece. Vamos chamar esse jogo de **Do Jeito que Sarah Knight Gosta.***

---

* Ela gosta de ser franca, firme e ocasionalmente atrevida, e às vezes deturparia a verdade um pouquinho, porque isso a diverte e não machuca ninguém.

240 Não, porra!

Do Jeito que Sarah Knight Gosta

PEDIDO	RESPOSTA
"Podemos ir ao zoológico?"	"Não vai acontecer hoje, seu sapinho."
"Posso comer mais doces?	"Não. Há um suprimento finito de doces no mundo. Portanto, se comer tudo agora, teremos que cancelar o Halloween."
"Jimmy pode vir aqui?"	"Não, mas fique à vontade para me perguntar novamente se ele ficar menos irritante.
"Ah, pode parar de ser tão chato?!"	"Desculpe, faz parte do meu juramento."
"Posso assistir só a mais um episódio?	"Não, estudos mostraram que mais um episódio apodrecerá seu cérebro ainda em formação e não posso lidar com a culpa."
"Você pode parar de falar com seu amigo e prestar atenção em mim, em mim, só em miiiim???"	"É rude interromper as pessoas, então eu vou pedir para você relaxar e me deixar terminar minha conversa, ok?"

Tanto quanto eu posso dizer, você não tem nada a perder tentando, exceto talvez outra batalha com seu minieu sobre se está tudo bem entrar no seu quarto sem ser convidado às 6h para reencenar a trama de *Frozen*. Se essa é a sua ideia de um despertar aceitável, aproveite. Caso contrário, tente o seguinte: **"Bata. Apenas bata. por que não está batendo? Você não sabe bater?"**[*]

Voz normal é a nova voz de bebê

Outra das minhas táticas para uma interação frutífera com as crianças é tratá-las da mesma maneira que trataria um adulto, sem os palavrões. Na maioria das vezes. Sei que as crianças pequenas podem não entender todas as nuances do porquê não quero brincar de arremessar com elas. ("Não, porque toda vez que você arremessa, tenho que buscar. Não podemos trocar os papéis, o que torna o jogo menos divertido para mim do que para você. Não buscarei nada. Se você arremessar e nunca recuperar, e isso o aborrecer, não poderá dizer que não avisei.") Mas sinto que, quanto mais cedo elas são expostas às pequenas decepções da vida, mais cedo aprendem a aceitá-las com dignidade e tranquilidade. E eu detesto essa porra de jogo.

Não, Mas

Se achou que o Não Substitutivo era ótimo para amigos e colegas de trabalho, realmente *conhece* crianças? Elas estão tão maduras para a colheita que poderiam ser uvas de setembro na região da Côte des Blancs. Na metade do tempo, nem sequer querem o que estão pedindo; só querem alguma coisa. Você pode manipulá-las facilmente — hum, quero dizer, **redirecioná-las para um resultado alternativo que funcione melhor para você.**

---

[*] Esta é uma frase que tia Sarah parafraseou do próprio *Frozen*. Falei que tenho uma citação de filme ou música para todas as suas necessidades!

Você pode **até escolher entre** *vários* **cenários** que funcionariam melhor para você. Você lhes concede poder de decisão, parece algo que os livros para pais reais recomendariam.

Como? Bem, você já deve ter ouvido falar em "Sim, E". É um jogo que os comediantes de improviso usam para aprimorar suas habilidades de colaboração. Não importa o quão bizarra seja uma ideia proposta, o ator a aceita para manter a cena viva e divertida.

Minha versão se chama "Não, Mas". Seu objetivo expresso é acabar com a cena.

NÃO, MAS

PEDIDO	RESPOSTA
"Podemos ir ao zoológico?"	"Não, mas vou assinar a *National Geographic* para você, e poderá ler sempre que quiser."
"Posso comer mais doces?"	"Não, mas pode comer mais frango ou brócolis."
"Jimmy pode vir aqui?"	"Não, mas você pode ir à casa dele. Divirtam-se!"
"*Ah*, pode parar de ser tão *chato?!*"	"Não, mas prometo ser mais chato ainda quando você menos esperar. A menos que queira retirar o que disse."

Virando um Nega-Tudo: Família **243**

"Posso assistir só a mais um episódio?"

"Não, mas farei um acordo: você pode assistir a dois amanhã se começar bem antes de dormir ou não assistir amanhã, se continuar reclamando hoje. A escolha é sua."

"Você pode parar de falar com seu amigo e prestar atenção em mim, em mim, só em miiiim???"

"Não, mas você pode pedir desculpas por nos interromper, para se divertir em silêncio por mais dez minutos. Combinado?"

Como tenho certeza de que você notou, meu Cen*ã*orios sobre filhos gira principalmente em torno do espécime mais jovem. É uma estratégia. Se começar cedo, não terá tantos nãos difíceis e culpados a dizer quando esses filhos mais velhos já souberem melhor do que apostar na sorte. É o não que *sim*gue o baile!

Mas se *Não, porra!* não chegou às prateleiras a tempo de ajudá-lo a treinar sua cria agora adulta nos modos DJQSKG, ou "Não, Mas", você ainda pode se beneficiar das minhas peripécias. Quem vai pará-lo? A garota de 31 anos que ainda mora em sua casa e precisa de uma carona até a casa de Jim para trabalhar no podcast dele?

Por fim, lembre-se de que, como qualquer sim mal concebido,* **se você ceder ao seu filho em curto prazo, porque acha mais fácil** — seja para impedi-lo de implorar, lamentar ou gritar, ou apenas para aliviar sua própria culpa —, **pode não funcionar tão bem para você em *longo prazo*.** As crianças são nascem auto-

---

* Sim, tenho orgulho desse trocadilho.

244   Não, porra!

cratas desde o primeiro dia. Se você der um dedo, elas tomarão a Península da Crimeia.

Não estou dizendo que você deve se revoltar nas ruas contra elas, mas aprender a dizer um não firme e eficaz é um passo na direção certa.

Cenãorios: pais e irmãos, primeira rodada

Agora que desenvolvemos sua força e resistência com sua "família escolhida" (parceiros, seus filhos, pais etc.), vamos às vacas frias com aqueles com os quais você de *forma alguma* se relacionaria — e, no entanto, estão entre aqueles para os quais é mais difícil dizer não, porque culpa e obrigação são acessórios de fábrica.

Entendo que pode ser difícil dizer não a alguém que trocou suas fraldas ou que o pegava no jogo de futebol todas as tardes durante três anos no fim dos anos 1980. Tem um tanto de culpa e obrigação do Deep State ali mesmo. E os pais ocupam uma posição única em nossa hierarquia cultural como **aqueles a quem devemos obedecer**. Quando você tem 15 anos e mora sob o teto da sua mãe, "Você pode desligar a música?" não é exatamente um pedido, mas uma ordem — e dizer não, não é apenas rude, **provavelmente resultará em consequências que não valem seu ato de rebeldia**.

Considerando que, se você tem 45 anos e tira uma folga do trabalho para visitar seus pais, e seu pai pergunta se você deseja gastá-la reformando seu galpão, sinto que você **já ganhou uma certa autonomia para tomar decisões** (veja a página 248).

É parecido com os irmãos. Vocês podem ter crescido fazendo tudo juntos e até hoje compartilhar um vínculo especial e inquebrável — ou talvez tudo o que compartilhem sejam cicatrizes de seus surtos simultâneos de catapora em 1975.

De qualquer forma, ter nascido do mesmo ventre ou ter sido criado por um ou mais dos mesmos pais **não o obriga a dizer sim à sua irmã por toda a vida.** Especialmente quando ela está sendo fodidamente ridícula.

Então, pela 15ª (e última) vez: se seu coração deseja fazer coisas com seus pais e para eles, aceitar conselhos não pedidos de sua irmã ou deixar seu irmãozinho destruir sua casa por tempo indeterminado — está ótimo. **Não estou aqui para criticar dinâmicas familiares funcionais.**

No entanto, **se você NÃO PODE, NÃO DEVE ou NÃO QUER — tudo bem dizer não.** Você pode até colocar a culpa em mim, se precisar. Eu recebo por isso.

Vamos à guerra?

- **Hospedar parentes na sua casa:**

No que diz respeito a férias e outros assuntos familiares, você sente que seus pais e/ou irmãos estão passando dos limites no departamento "planejar, preparar, hospedar todos e cuidar deles enquanto conversam entre si e o patriarca peida na sala"? Você faz isso toda vez? Ou você fez isso uma vez e isso foi BOM O BASTANTE, OBRIGADO? De qualquer forma, evite ser procurado novamente para hospedá-los usando estas réplicas confiáveis:

Se você não pode:

"Eu gostaria de poder, mas não tenho tempo para organizar tudo este ano."

"Minha casa não é grande o suficiente para que todos se divirtam e fiquem confortáveis."

"Meus gatos simplesmente não permitem."

Se você não deve:

"Eu adoraria hospedar todo mundo aqui, mas tenho que trabalhar na manhã seguinte, e isso fica muito cansativo para mim."

"A proprietária é muito rigorosa com grandes grupos. Ela não fica lá embaixo batendo no teto com a vassoura por recomendações médicas."

Se você simplesmente não quer:

"Eu não quero fazer isso."

NÃO SUBSTITUTIVO OPCIONAL:

"Ficaria feliz em ajudar a (planejar/comprar/cozinhar etc.), mas prefiro não fazê-lo em minha casa. Me avisem quando decidirem!"

- **Presentes em grupo:**

> **3 respostas para "Tem certeza de que não quer mais?"**
>
> "Não, obrigado, tô cheio."
>
> "Tava delicioso, e quero me lembrar com carinho, sem dor de estômago."
>
> "Talvez eu não tenha falado claramente porque ainda estava mastigando a última mordida maciça que você colocou no meu prato, mas não estou mais com fome, juro pelo cadáver santificado da galinha que você tão artisticamente assou em minha homenagem."

Você está um pouco cansado dos seus irmãos propondo um presente "comum" para o Dia das Mães, sabendo que isso significa que eles esperam que você dê a ideia, compre e pague?

"Vou seguir meu próprio caminho este ano."

"Eu já lhe dei meu presente."

Se você sente que pode ser franco:

"Não, eu não quero fazer isso, porque acabarei resolvendo tudo e você só se sentará e receberá o crédito. Desculpe, mas você sabe que é verdade. Amo você!"

- **Se eu fosse você, obrigaria Joey a passar pelo menos 20 minutos por dia ouvindo o canto dos pássaros para ajudar a desenvolver suas habilidades cognitivas.**

Faz sentido que os pais experientes que já foram seus pais também tenham dicas para criar seus filhos. O mesmo acontece com irmãos e irmãs que chegaram a esse estágio à sua frente. E às vezes essas dicas são bem-vindas. (Aqui está uma dica: babá grátis é *sempre* bem-vinda.) Mas, se as sugestões estiverem um pouco velozes e furiosas, não há problema em acionar os freios.

> "Sei que suas intenções são boas, mas me dizer tudo o que devo fazer — e implicar que o que estou fazendo não é suficiente — não está ajudando."

> "Valorizo sua visão, mas, para o que não for crucial, estou ansioso para descobrir por conta própria."

> "Obrigado, vou me lembrar disso!"

- **Mas eles são seus sobrinhos!**

Se, como eu, você não gosta de ser cercado por crianças berradoras com mãos pegajosas e inquietação interminável, também pode não gostar de ir a reuniões familiares nas quais esse comportamento se desenvolve e é até encorajado. Sua família pode saber disso a seu respeito, mas, de alguma forma, acha que sua aversão é suspensa quando se trata da carne da sua carne. Não é.

Quando seus pais *insistem:*

"Eu te amo, mas isso não é divertido para mim. Aproveite seus netos e até a próxima."

Quando seus irmãos *insistem:*

"Eu te amo, mas você sabe como me sinto em relação a crianças. É melhor para todos nós se eu recusar."

Ding* ✱ *Ding* ✱ *Ding

Você sabe o que esse som significa — chegamos ao final da primeira rodada. Você está indo bem! Vamos trabalhar um pouco para deixá-lo afiado…

Ramificando: ce*não*rios da família mais distante

Talvez sua árvore genealógica inclua tias, tios, primos e parentes que surgem na sua caixa de entrada ou na sua porta de vez em quando pedindo coisas que você não pode, não deve ou não quer dar a eles. Bem, adivinhe? Já lhe forneci palavras a serem usadas para repassar o assado do tio Jamal ou recusar a sugestão da prima Tammy de que você faça uma festa com óleos essenciais em seu apartamento. É com as mesmas palavras que você diz não aos assados de porco e às festas de patchouli:

"Não."

"Não, obrigado."

"Pena, estou ocupado esse dia!"

Mas, para que não digam que me esquivei dos meus deveres de anti-guru, aqui estão mais algumas para dizer não a parentes distantes:

"Desculpe perder isso, mande um abraço para (outro familiar)!"

"Infelizmente, os primos de terceiro grau são inelegíveis ao desconto para a família. Eu sei, estranho, né?"

"Tenho certeza de que seus filhos *ficariam* muito fofos de roupa social, mas nosso casamento é apenas para adultos. Sim, mesmo para a família."

"Eu não te vejo há 15 anos e seu sobrinho não é mais casado com minha irmã, então não, não assinarei seu financiamento."

Virando um Nega-Tudo: Família **251**

> **A casa de praia está livre neste fim de semana?**
>
> Percebo que essa é uma posição rara e privilegiada, mas gosto de ser rigorosa, e aqui vai: se você trabalhou duro o suficiente e/ou teve a sorte do caralho de ter um item extremamente valioso, NÃO TEM OBRIGAÇÃO DE DEIXAR QUE SEUS FAMILIARES O UTILIZEM — DE GRAÇA OU TOTALMENTE. Você *pode*, mas não *precisa*. Primos têm a mesma chance de detonar sua casa de veraneio, bater seu barco ou amassar as portas de seu doce SUV de luxo, como qualquer outra pessoa. Eles são apenas seres humanos, e os seres humanos cometem erros, e alguns são apenas idiotas irresponsáveis. Talvez você seja parente de alguns. Nesse caso, podem pagar aluguel e fazer um seguro e depósitos de segurança como o resto do mundo, ou receber um não enquanto seu Jet Ski permanece intacto em sua garagem.

Ding ✳ *Ding* ✳ *Ding*

Aqui vamos nós de novo. Levante essas luvas!

Cenãorios: pais e irmãos, segunda rodada

- **União. UNIÃO DEMAIS.**

Sua família pode tirar férias junta, alugar uma cabana grande para que todos possam dormir juntos à noite e acordar juntos todas as manhãs. Ou talvez todos vocês se amontoem na casa de seus pais durante as férias e façam isso desde a escola. A união pode ser muito divertida. Yay, união!

Mas talvez **sua tolerância com o nível de união** seja diferente da de seus pais ou irmãos. E talvez você tenha 40 anos e possa arcar com um Airbnb, ou tenha filhos que prefira prender em um quarto de hotel para garantir que vão para a cama e fiquem dormindo em vez de brincar em grupo com os primos até altas horas. E talvez você tenha expressado o mesmo a seus pais e/ou irmãos e eles tenham zombado, empalidecido ou ofegado, e depois tentaram pressioná-lo a agir da maneira deles — porque o modo deles funciona muito bem para eles, mesmo que isso o deixe estressado, com insônia e incapaz de fazer seus "afazeres da manhã" em paz.[*]

Se eles estiverem pagando e você não puder seguir sua nau:
"Vocês não fazem ideia do quanto aprecio hospedarem a peregrinação anual ao Antelope Alley, mas preciso ser muito honesto e claro. Não estou em um momento em que posso lidar com seis dias de festa virando a noite com toda a nossa família. Vou declinar este ano, não porque não ame vocês ou não aprecie sua generosidade, mas porque preciso me concentrar no meu bem-estar por enquanto. Espero que entendam."

Se você pode pagar para seguir sua nau, mas eles não querem:
"Gostaria de tentar algo novo nessas (férias/feriado). Ter meu/nosso próprio espaço para relaxar me ajuda a ficar mais revigo-

---

[*] Cocô. Estou falando de cocô.

Virando um Nega-Tudo: Família **253**

rado e presente pelo resto do tempo que passamos juntos, e para mim isso vale mais a pena."

- **Visitas em horários e/ou locais inoportunos**

Dependendo de quão longe você more de sua família, pode estar inclinado a desencorajar visitas desavisadas a seu apartamento ou a planejar *rendezvous* que não o deixem em pânico com a perspectiva de mamãe e papai conversarem sob a supervisão de seu colega de quarto. Talvez seu irmão goste de aparecer em seu escritório para "sair durante o expediente" e sua irmã tenha um talento para surgir na hora em que você está amamentando seu bebê. Seja qual for o caso, marcar seu território em alto e bom som funciona para os cães, e isto pode funcionar para você:

"Isso não é bom para mim, mas nos vemos em breve."

"Temos que falar sobre 'aparecer', com isso, quero dizer, por favor, não o faça."

"Prefiro ver você (em algum lugar/em algum momento) que não me distraia de (escola/trabalho/um pequeno humano mastigando minhas tetas desnudas inchadas)."

RELACIONADO: Quando quiserem conversar por Skype ou FaceTime e você não estiver disposto a conversar por vídeo. (Ou talvez conversar, de qualquer forma.)

"Não é um bom momento para mim." (Lembra-se dessa da seção de favores financeiros? Tão sucinta! Tão multifacetada!)

254 Não, porra!

"Eu não (me barbeei/coloquei maquiagem/me recuperei da ressaca). Você não quer ver isso e eu não quero mostrar para você."

"Gente, estou nu."

- **Posso obter uma ajudinha por aqui?**

Reconfigurar roteadores e localizar todas as fotos que sua mãe jura estarem em algum lugar na nuvem é um rito de regresso ao lar. Tarefas leves também vêm com o território — as mesmas que você fazia quando morava lá, e talvez algumas extras causadas pela idade avançada de seu pai e capacidade reduzida de subir uma escada e trocar uma lâmpada. Ou talvez seus pais ou irmãos estejam em uma situação financeira difícil e um reparo crucial não seja realizado, a menos que você seja capaz e esteja disposto a participar e/ou pagar.

No entanto, ser apenas um visitante saudável de férias de fora da cidade — ou alguém que vive na mesma cidade o ano todo — não significa que você tenha que dizer sim ao trabalho duro sempre que for conveniente para sua família. Eles certamente podem pedir ajuda com o serviço pesado, e você certamente pode ajudá-los, se quiser, mas se não puder (passar todo o fim de semana pintando), não dever (arriscar o joelho em um grande projeto de construção) ou simplesmente não quiser (re-rejuntar a banheira na véspera de Natal), você pode responder assim:

"Você precisa de ajuda com isso. Vou começar ajudando você a ligar para um eletricista."

Virando um Nega-Tudo: Família   **255**

"Amo você, mas minha ideia de passarmos um bom tempo juntos não é reformar a casa."

"Não estou com vontade de cortar grama após passar sete horas no tráfego de fim de semana do Memorial Day, mas aposto que um vizinho fará isso se você lhe der 50 dólares e orientações."

- **Limpeza sueca da morte:**

Já ouviu falar disso? É uma prática cujo nome encantador se refere a remover toda a porcaria da casa quando se percebe que os dias estão contados — o objetivo é reduzir o volume de coisas com que a família de luto terá que lidar após o fato. É um esforço nobre, mas, como ocorre com a limpeza das plantas do jardim, essa atividade pode trazer a febre de "doar coisas" para pessoas como *você*. E dizer não pode parecer um fardo, porque você está rejeitando a herança de família e relegando lembranças da infância para a pilha de lixo, e seus pais estão lá, lutando com a própria mortalidade. Entendo que quero facilitar isso, mas você não tem obrigação de receber ou exibir colchas feias e velhos troféus de natação, se não quiser.

"Não, obrigado. Que tal jogar isso fora?"

"Nem tenho onde guardar isso."

"Ah, isso me traz memórias. Fico feliz que tenha me mostrado, mas você pode colocá-lo para doação. Eu não me importo."

NÃO SUBSTITUTIVO OPCIONAL:
"Não quero nada disso, mas vou te fazer companhia enquanto estiver limpando, se quiser."

- **Você deveria vir com mais frequência:**

Alguns ficam nostálgicos com o cheiro do posto de gasolina da cidade natal, enquanto outros relegariam um hemisfério inteiro ao espelho retrovisor, se pudessem. Deixando de lado, por enquanto, o fato de você *poder* visitar "sua casa" com mais frequência, em termos de meios para fazê-lo — e assumindo que seus pais entendem se você não puder —, o que você pode dizer se simplesmente não quiser, mas também sem magoá-los?

"Também sinto sua falta, mas estou construindo uma vida aqui e preciso me concentrar nela agora. Não me faça sentir culpado."

"Quero muito ver você. Espero que entenda que, por enquanto, voltar para (de onde você veio) não é minha prioridade."

"Eu amo vocês, mas tive meus motivos para me mudar e ainda não estou pronto para voltar."

Virando um Nega-Tudo: Família **257**

> **Bandeira branca**
>
> Você não precisa abater um cordeiro e colocá-lo em uma pira na varanda deles, mas pode fazer gestos para suavizar as possíveis represá--lias por sua decisão de recusar. Pequenos, como enviar cartões-postais quando sabe que não os verá por um tempo. Médios, como contribuir com uma bela cesta de frutas para a Cabana da União, quando estiver fora do local. Ou declarações grandes e ousadas de "Veja, eu amo você!", como aceitar suas solicitações de amizade no Facebook.

Ding ✳ Ding ✳ Ding

Quase lá, campeão. As coisas podem ficar um pouco mais quentes na próxima rodada, **e não quero que você seja nocauteado pela culpa**. Uma última coisa a considerar é que, por mais racional e educadamente que você diga não, **seus familiares às vezes *entendem* de maneira diferente da que você pretendeu.**

Como quando visito meu irmão e sua esposa em Los Angeles, e, após uma refeição épica de cinco horas, digo: "Vou voltar para o hotel agora", e ele diz: "Ótimo, nos encontramos no bar mais tarde."

Ou, talvez, mais preocupante...*

Você diz: "Não quero mais ir à igreja com você, porque agora sou adulto com minhas próprias opiniões e não me identifico com religiões institucionalizadas."

---

* Embora, se conhecesse meu irmão, saberia que é MUITO preocupante deixá-lo convencê-lo a "tomar mais um drinque".

258 Não, porra!

Seus pais ouvem: "Você criou um herege. Deus o julgará severamente por isso e nem me importo!", ou, "Sei que gastou suas economias na escola paroquial, mas não vou sequer *fingir* engolir o corpo e o sangue algumas vezes por ano."

Por fim, você não pode controlar a forma como as pessoas escolhem interpretar seu não, nem como reagem a ele. Tudo o que pode controlar é *seu* processo de tomada de decisão, *sua* forma de falar e *sua* reação à reação deles. Se precisar se atualizar rapidamente sobre culpa, obrigação, honestidade e polidez, e sobre se posicionar, antes de voltar ao ringue para a terceira rodada, consulte as diretrizes das páginas 48, 54, 64 e 110, respectivamente.

E lembre-se: Não negociamos com terroristas. Você bem sabe.

Ding ✳ Ding ✳ Ding

Cenãorios: pais e irmãos, terceira rodada

- **Compartilhamento do tempo:**

Quando os pais se separam ou as rivalidades entre irmãos se transformam em guerras completas, você pode tentar agradar a todos ao mesmo tempo, o que é tão absurdo e impossível quanto parece.

Se seus familiares afastados moram perto um do outro e esperam que você divida cada minuto do seu fim de semana entre eles, de modo que *ninguém* receba pouca atenção e *você* não tenha a porra de um minuto de paz, lamentar: "Não é minha culpa se VOCÊS se divorciaram!" é uma maneira de lidar com isso, mas acho que todos sabemos que não é de bom-tom. Que tal algo nesta linha:

"A mesma quantidade de tempo não torna o tempo de qualidade. Vamos nos divertir enquanto estamos juntos."

"Desculpe, mas você sabe que matemática nunca foi meu forte!"

"Eu amo vocês dois. Eu não deveria ter que provar isso com um cronograma."

Considerando que, se a briga cruzar as fronteiras de estados (ou países) e você não puder ficar bancando o cigano —, terá que lançar alguns nãos em códigos de área diferentes.

Em feriados:

"Não posso passar (feriado X) com vocês dois, então tenho que fazer algumas escolhas difíceis. Este ano vai ser com (outros familiares), ok? Eu te amo."

NÃO SUBSTITUTIVO OPCIONAL:

"Vou passar (feriado X) com (outros familiares) este ano. Não tenho (tempo livre/dinheiro) para fazer uma viagem separada para vê-lo, mas, se quiser vir aqui, será ótimo."

Em geral:

"Amo vocês dois, mas infelizmente há um limite para quanto (tempo/energia/dinheiro) posso gastar planejando e fazendo o dobro de viagens e hospedando pessoas porque (meus pais são divorciados/meus irmãos não se dão bem etc.) Tenho que fazer escolhas, e é isso o que estou fazendo agora."

- **Não podemos todos nos dar bem?**

Farpas e conflitos são uma coisa, mas algumas brigas de família são intensas demais para passar por cima — ou até mesmo para assistir. Seu pai pode querer que você corte laços com sua mãe emocionalmente abusiva, como ele fez, ou que ignore os comentários sexistas de seu irmão, em vez de ler para ele o ato da banda Pussy Riot durante o jantar. Mas pedir para você ignorar ou aceitar um mau comportamento é apenas isso — um pedido. Você pode dizer não de várias maneiras (incluindo sair de tais situações):

"Lido com meu relacionamento com (familiar) de maneira diferente de você, e não há nenhum problema nisso."

Virando um Nega-Tudo: Família   **261**

"Entendo por que você quer que eu deixe isso pra lá, mas não vou fazer isso."

"Não vou conseguir ficar perto de (familiar) sem gerar um clima ruim, então vou dar um tempo para o bem de todos."

- **Costumes ou tradições de que você não gosta/ acredita/concorda:**

Aqueles a que você deve obedecer podem tê-lo criado dentro de uma fé, doutrina ou certos rituais culturais que, como adulto, você percebeu que "não é a sua" — tanto que, na melhor das hipóteses, você acha uma merda participar disso, e, na pior, agressivamente repelente ou esmagador de almas. Estou falando de práticas religiosas, como orar antes de uma refeição ou manter-se kosher, até atividades familiares seculares que se tornaram cada vez mais desanimadoras para você. Cantar músicas festivas com roupas iguais entra totalmente nesses exemplos. Felizmente, é possível permanecer respeitoso com as pessoas que ama sem se envolver em algo que não é mais (se é que já foi) sua praia. Por exemplo:

"Esse ano me despedi de (costume/tradição/ritual/prática), mas espero que vocês se divirtam e nos vemos (antes/depois/de uma maneira diferente)."

"Entendo por que queiram que eu faça parte disso, mas isso não tem mais nada a ver comigo. Acho que o melhor caminho é você fazer o que é melhor para você e eu fazer o que é melhor para mim. Justo?"

"Não quero participar de (costume/tradição/ritual/prática), mas respeito seu desejo de fazê-lo."

> **Dica de Uso: Não, mas de um jeito fofinho!** Use emojis para aliviar seu não, perder o ar de confronto e ataque. "Prefiro engasgar com um ovo cozido do que assistir aos cultos da Páscoa" se torna "Não é possível fazer este ano! (coelho) (comida) (carinha triste)"

- **Você pode parar com isso?**

Da mesma forma que você é capaz de respeitar o estilo de vida de sua família sem necessariamente adotá-lo, não há razão para que eles não aceitem seus piercings faciais, suas escolhas de moda ou sua estética vanguardista em geral. (Caramba, por que eles guardariam seus dentes de leite se não queriam que você os usasse como colar?) Em momentos como esse, o grande Não na Lata é o seguinte:

"Desculpe pessoal, eu cuido da minha vida."

Mas digamos que o pedido de sua família para você se reprimir vá além de pedir para não usar seu macacão de Steve Buscemi na festa de aposentadoria de seu pai.*

Por exemplo, talvez seus pais afirmem que aceitam sua orientação sexual, mas pedem que você não fale sobre isso na frente dos amigos deles, ou dizem que gostam do seu parceiro, que tem uma

---

* https://www.lostateminor.com/2016/04/27/289173/ [conteúdo em inglês].

raça ou religião diferente, mas pedem para não levá-lo ao casamento da prima Kim.

Como mulher cis, branca, heterossexual, com pais liberais que não me desaprovam ou aborrecem abertamente sobre minhas escolhas de vida, admito que não tenho muita experiência prática em relacionamentos familiares dessa natureza. Mas não preciso ter sido diretamente afetada pelo fanatismo e preconceito para dizer isto:

> **Você não é *obrigado* a mudar ou ocultar seu estilo de vida para se adequar às opiniões ou crenças tortuosas dos seus familiares. ELES é que estão fazendo exigências irracionais, e VOCÊ tem o direito de rejeitá-las.**

Assim sendo, tente algo nesta linha:

"Se eu disser que sim, isso vai me machucar muito mais do que dizer não machucará vocês. Então não."

"Estou surpreso e decepcionado por vocês me pedirem para fazer isso, e, me desculpem, mas não sou obrigado."

"Quero acreditar que você não entende o impacto que seu pedido tem sobre mim e espero que reconsidere e me aceite."

E se sua família tem opiniões *muito* severas ou radicais sobre seu estilo de vida, a ponto de você se sentir inseguro ao se expressar ou se impor e lhes dizer não, espero que um dia encontre outro livro

264 Não, porra!

— ou terapeuta, conselheiro, amigo ou parceiro — que o ajude a se livrar desses relacionamentos de maneira segura e saudável. Estou torcendo por você e aposto que Steve Buscemi, também.

O cartão "Estarei morto algum dia"

Ah, a mortalidade como motivador inadequado. Sempre pensei que cruzar as mãos sobre o peito, suspirar dramaticamente e aludir à sua eventual morte para convencer seus filhos a fazerem o que você quer só acontecia em roteiros de novela até que vi com meus próprios olhos fazerem isso. Porra, isso é uma cuzice flagrante de uma tentativa de infligir sentimentos de culpa. Ponha um fim nisso com algumas últimas palavras próprias:

"Eu te amo, mas minha resposta é não. E, para situações futuras análogas, essa não é a maneira de me convencer a fazer algo para você."

Notas, porra: Edição Família

Aqui vamos nós de novo, e pela última vez! Prepare-se para personalizar seus vários, diversos e eminentemente justificáveis nãos em uma explicação única para algumas das pessoas mais especiais — e especialmente exigentes — de sua vida. Você vai precisar de:

- Uma saudação (por exemplo, "Caro", ou, "Ei") e o nome ou denominação de seu familiar (por exemplo, "Walter" ou "Pai");

- A solicitação/pedido/oferta que lhe fizeram;

- Frase para atender à solicitação/pedido/oferta (por exemplo, "vou apoiá-lo" ou "estarei lá quando precisar");

- Um motivo pelo qual você não pode fazê-lo (opcional);

- Um adjetivo descrevendo como você não quer que eles se sintam ao dizer não;

- Uma alternativa a seu pedido (opcional);

- Uma expressão de decepção (por exemplo, "Que chatice", "Isso é péssimo", ou, "Ah, merda!");

- Um verbo positivo descrevendo seus sentimentos por esse familiar.

Se você NÃO PODE

_____, _____!
saudação adequada para
esse familiar e seu nome

Eu gostaria de poder _____, mas infelizmente
descritivo do favor/
oferta/pedido

não posso (porque _____). Por favor, não fique
motivo que o impede

_____. Amo você!
sentimento
que não quer que ele tenha

(P.S. Talvez possamos _____ em vez disso
alternativa ao favor

algum dia?)

Se você NÃO DEVE

_____, mas tenho que dizer
expressão de desapontamento

não _____
o favor/oferta/pedido

Espero que entenda, isso não significa que eu

_____ você!
verbo que descreva seus
sentimentos pela pessoa

Se você SIMPLESMENTE NÃO QUER

Tenho que recusar _____. Amo você!

o pedido/oferta/
favor/convite

Nos falamos em breve. Ownt!

Epílogo

Bem, aí está você, sem traumas. Pelos meus cálculos, lhe dei mais maneiras de dizer não por cm² do que a Bíblia. Se *Não, porra!* fosse um rapper, seria Lil Wayne. Compacto, porém produtivo. Há cenãorios que não abrangi? Sem dúvida. Tentei ser criativa e inclusiva, mas se há algo que aprendi como escritora, é que não há como explicar o quanto você pode desapontar completamente as pessoas e inspirá-las a exigir seu dinheiro de volta. Portanto, espero que, se não viu nestas páginas reduzidas um problema *específico* que estivesse procurando, pelo menos tenha aprendido muitas técnicas, estratégias e dicas de uso gerais com as quais abordá-lo.

Lembre-se: "**Pena!**" é amplamente aplicável; deixe o **Não Substitutivo** à mão para seu próximo não; as **Notas, porra** são sua arma secreta; e não se esqueça dos seus **temperos de elogio** — uma colher de sopa de "Não acredito que estou perdendo seu lendário pão de salmão" nunca falha em atenuar o não.

Sim, quando se trata de dar um não como resposta, sei do que falo.

Mas — e isso é apenas uma hipótese — e quando é VOCÊ que deve *aceitar* A PORRA DO NÃO como resposta?

Nem sempre se consegue o que se quer: a parábola

Era uma vez, essa que vos fala viajava de metrô naquela hora da manhã que parece que todos os seres humanos de Nova York estão empacotados em um burrito de aço fumegante balançando no subsolo a um ritmo e temperatura irritantemente inconsistentes, para depositar a maioria de nós nos lugares que mais detestam no mundo. A única parte boa de começar minhas viagens diárias de 15 paradas nas profundezas do Brooklyn era que, às vezes, eu conseguia um assento no meio da jornada, quando uma rodada considerável de gado descia na Baixa Manhattan. Esse foi um daqueles dias abençoados.

Pelo menos, até que um gemido se levantou da multidão.

Seria um octogenário tendo uma parada cardíaca? Não. Alguém viu um rato? Não. Fã perturbado do Mets? O mais provável, mas também não. O culpado era um garoto de uns cinco anos, com cabelos da cor de um galpão enferrujado e uma ânsia de se sentar.

Sua campanha começara uns cinco minutos antes, com um pedido repetitivo, mas com baixos decibéis ("Papai, quero sentar") que se transformou em um detector estridente e contínuo de monóxido de carbono humano de "QuerosentarQuerosentarQuerosentar".

"Não", disse papai, parado na porta à minha frente, segurando a pata de Junior com uma das mãos e um *Wall Street Journal* com a outra. "Nós já vamos descer."

270 Não, porra!

Fizemos mais uma ou duas paradas, durante as quais ainda mais seres humanos entraram no trem e se espremeram e partilharam o drama comum. Foi quando o garoto retomou seus esforços com uma ferocidade ensurdecedora. (Grande feito, considerando que a maioria de nós já havia recalibrado nossas trompas de Eustáquio enquanto permanecia em um túnel centenas de metros abaixo do rio East.)

"PAPAI! EU! QUERO! SENTAR! AGORA!"

Uma mulher (não eu) ofereceu seu poleiro de plástico precioso — talvez por ser legal, mas mais provável na esperança de acabar com o ataque. Papai recusou veementemente.

"Faltam poucas paradas. Obrigado, mas ok. Ele vai ficar bem."

O filho de Chucky permaneceu não convencido de que em algum momento tudo ficaria bem novamente e soltou um uivo final que ameaçou arrancar os anúncios da clínica de dermatologia do doutor Zizmor do metrô como um peeling de ácido glicólico.

"*PAAAAAAAAAAAI, QUERO SENTAR AGOOOORAA!!!!!!*"

Embora as pessoas estivessem entre nós como espargos no Trader Joe, eu estava no nível dos olhos daquele minitirano. E, por um momento, o esmagamento de corpos se separou, e pude encará-lo diretamente e dizer: "Bem, adivinhe, amiguinho? Quero que você pare de gritar e nem sempre conseguimos o que queremos."

Ele me encarou, com a mandíbula frouxa como uma garoupa recém-capturada, e não emitiu mais um pio pelo resto da jornada.

The End.

* * *

Você pode estar se perguntando por que escolhi esse fio em particular para arrematar o fim da minha Ode ao Não, quando, tecnicamente, eu não disse *não* ao enviado do mal. Também não estou particularmente orgulhosa da maneira como lidei com essa situação, que, se eu fosse sincera, foi um pouco mais Mamãezinha Querida que a tia Sarah e, assim, aterrissei no lado errado do meu espectro de cortesia preferido. E não é para estabelecer mais provas da minha capacidade de fazer com que os filhos de outras pessoas entrem na linha, embora você deva admitir que sou boa nisso.

Não, estou fechando *Não, porra!* com essa história porque, no fim, o pequeno patife *escutou*. Ele não apenas parou de se esgoelar, como honrou os ratos do metrô, Dr. Zizmor e os Mets '86 — ele abandonou completamente sua busca.

Todos podemos aprender com o camaleão da goela frouxa.

Pedir? De todas as formas.

Negociar com a faca nos dentes? Sem dúvida!

Mas, no fim, você não necessariamente conseguirá. Às vezes, você só precisa calar a boca e aguentar firme. Às vezes, você precisa aceitar o não como resposta.

Felizmente, toda teoria, toda técnica e toda piada duvidosa que apresentei neste pequeno e sexy manual do *hapana** preparou você para esse desfecho.

Aham. Todo esse tempo, **Não, porra!** **não estava apenas formando nãozadores; mas *aceitadores* de não, também.**

Você não pode aceitar tal emprego pelo dinheiro que lhe ofereceram? Totalmente compreensível. Mas aceite a mesma explicação do seu colega de trabalho que não quer lhe vender os ingressos dos playoffs abaixo do valor nominal. É a vida!

Você não deveria comer picadinho de carne que sua esposa sofreu para fazer porque é véspera de seu exame físico anual? Sem problemas. Tenho certeza de que você vai pouco se foder quando sua filha não puder falar com você pelo Skype porque precisa comprar preservativos antes do encontro mais tarde. Todos nós temos prioridades!

Você não quer se juntar a seus amigos politicamente ativos em um comício? Fodidamente perfeito. Respeite também os desejos da próxima pessoa a que pedir para se engajar em suas causas. Nem todo mundo pode, deve ou quer salvar as cobras-do-mar ameaçadas de extinção. Cada um na sua!

---

* "Não" em suaíli.

Epílogo **273**

Entende o meu ponto?

Sua vida melhorará imensamente se você aprender a aceitar o não com a mesma lucidez e compostura com que passei as últimas 265 páginas lhe ensinando a dizê-lo. E isso também melhorará a vida das pessoas com quem você se importa, vive e trabalha, e que só querem pegar a porra do trem todas as manhãs na paz. **Você pode começar discreto, adicionando um "Sem pressão!" ao próximo convite que fizer.** Alguma versão de "eu adoraria vê-lo, mas entendo se não puder" alivia qualquer eventual culpa se a pessoa tiver que recusar. Também é um bom mantra para adotar como anfitrião: uma maneira de ver todas as suas festas e eventos e jantares e celebrações como divertidas, agradáveis, bem-sucedidas e amáveis, mesmo que nem todas as pessoas que convidou possam comparecer — e especialmente se todos os que comparecerem estiverem lá, SOB NENHUMA PRESSÃO.

Isso não seria agradável?

Além disso, talvez você possa pensar duas vezes antes de pedir o próximo favor. Não estou dizendo que nunca deve pedir ajuda; apenas sugerindo que pense se o que você está prestes a pedir, e a quem, é razoável. Você quer dez mil paus de sua tia rica para tocar seu food truck? Você tem um plano de negócios sólido para compartilhar com ela?

Ou quer um empurrãzinho de um amigo para que ele seja um investidor em potencial do MeatballMobile?

Pense um pouco na lógica do "aja como gostaria que agissem com você". Você acharia superchato ou profundamente desagradável que lhe pedissem o mesmo favor? (Não há resposta certa aqui — você pode ser um parente rico que não emprestaria dez mil para o sobrinho favorito, ou um jornalista cria de Malcolm Gladwell que forneceria informações de contato como geleia de amora silvestre extra, na moita, sem custos.) Bem, você sabe, só pense nisso.

Se você decidir prosseguir, anteceder seu pedido com "Entendo totalmente se não puder me ajudar com isso" é um método altamente eficaz de conseguir que alguém abrace a causa. Em seu livro, *Influence: The Psychology of Persuasion*, o Dr. Robert B. Cialdini observa que "reciprocidade" e "gostar" são dois princípios que lhe servirão bem a esse respeito — basicamente, se você é gentil ao perguntar, há mais chances de as pessoas toparem.

Ou, pelo menos, é mais provável que fiquem menos ou nada irritadas com seu pedido, o que é bom para manter bons relacionamentos com amigos, familiares, colegas e quase estranhos.

Ao buscar consentimento, respeite os limites das pessoas. Não é tão difícil assim.

Em situações profissionais, jogue para ganhar, mas esteja pronto para aceitar a derrota. Você pode não receber o aumento, a promoção, a função, ou o valor que esperava, mas esse jogo é complexo. Ser diplomático, respeitoso e tranquilo diante do *Não* pode muito bem desencadear uma segunda chance de um *Sim*. E isso impede que o resto de nós fofoque e exclua esse chefe, colega, cliente ou fornecedor que tira seus brinquedos do carrinho toda vez que não consegue o que deseja. Seja adulto e siga em frente.

Nos relacionamentos românticos, reconheça que sua "metade" é um indivíduo independente. Você pode seguir seu próprio caminho, às vezes, e deixá-lo seguir o dele.

E, por fim, saboreie as interações com sua família. Não fique magoado pelas horas, dias ou férias em que não podem, não devem ou não querem passar com você. Tudo o que isso faz é envenenar os momentos que vocês têm e fazê-los querer *passar ainda menos tempo com você* os assediando, discutindo ou ressentido em silêncio por suas decisões de vida sobre o que poderia ter sido uma boa refeição ou jogo de Palavras Cruzadas.

Meu objetivo sempre foi que você desenvolvesse um bom relacionamento com os nãos *de todas as partes*. Espero que *Não, porra!* tenha lhe dado a confiança e o arsenal com os quais dizer não, mas também a atitude e a perspectiva de ouvi-lo e levá-lo a sério.

Quanto mais emitimos e recebemos nãos racionais e necessários, mais vivemos de maneira honesta, polida e respeitosa — com nós mesmos e com os outros.

Sentiremos mais alívio e menos culpa, o que acarreta interações mais agradáveis e menos onerosas.

Seremos gratos pelo sucesso e preparados para a decepção. Valorizaremos a nós mesmos e aos outros como merecemos ser valorizados: cada um como um indivíduo que tem dificuldades, necessidades e desejos únicos que não se alinham — nem devem — perfeitamente com os dos outros em todos os momentos.

Esse é o prazer do não. Aprenda-o. Viva-o. E, por qualquer porra: **DIGA.**

Você será muito mais feliz.

PARE
DE DIZER
SIM

QUANDO QUER DIZER: NÃO, PORRA!

Índice

Símbolos

5, 18–22

A

Aceitar o não, 274–278

Aconselhamento
pessoal, 158–165

Aniversários, 114–118

Antiguru, 10, 55, 144, 240

Apresentações, 112–116

Arrependimento, 14, 104

Assumir riscos
calculados, 189–196

Atalho mental, 63–67

B

Bem-estar pessoal, 89–94

Bodes expiatórios, 198–205

C

Chefes, 193–198

Compromisso verbal, 121–125

Consentimento, 166–170

Corte honesto, 113–117

Criador de limites, 47–51

Culpa, 11, 188, 236, 276
preemptiva, 56–63

D

Decidir, 44–51

Definir limites, 70, 94, 184

Descongestionamento
mental, 5, 42, 66

Dia da Desgraça, 89–93

Dinheiro e sexo, 223–228

Diplomacia, 149–153

Distribuir
consequências, 171–175
Dizer não com
confiança, 103–110
Do Jeito que Sarah Knight
Gosta, 240–247

E

Edição Convites, 134–141
Encontros, 127–131
Estabelecer limites, 42, 171, 236
Estratégias de
enfrentamento, 188–195
Expectativas, 184–188

F

Favores financeiros, 254–258
Festas a fantasia, 112–116
Floreios para poupar os
sentimentos, 227–234
Fluxograma, 197–201, 235
Força de vontade, 12, 91
Franqueza extra, 108–112

G

Gerenciar sua
mentalidade, 59–63

H

Hierarquia cultural, 245–249

Honestidade e Polidez (H&P),
64, 124, 159, 203, 234
honestidade extra, 126–130

I

Impor limites, 162, 171
Inaugurações, 113–117
Incipiente prática de
censura, 124–128
Intimação, 101–105
Inventar uma
desculpa, 124–131

J

Jantares, 111–115

L

Ligar o foda-se, 5–9
Limites sexuais, 171–175
Lógica e Razão, 104–108

M

Marie Kondo, 42–47
Maximizar sua
produtividade, 194–201
Merdas desnecessárias, 175–179
Método
Não Sinto Muito, 5, 66
Por que Sim/Quando Não, 31,
48, 77, 236

Minimizar seu
estresse, 194–201

N

Não Proativo, 71–78

Negador de alto nível, 18–23

Nem fodendo!, 59–66

Nem li e nem lerei, 76–80

No Fucks Given Guide, 43–50

Normas culturais
arbitrárias, 103–107

Notas, porra, 135–142

O

Ofertas de ajuda, 162–167

Oportunidade no
futuro, 189–196

Orçamento para ligar o foda-se
(OPLF), 43, 66, 92, 192

Orçamento do
Foda-se, 43–50

Organizar, 44–51

Os Sim, Senhor, 22, 58

Bundas-moles, 22, 55,
116, 132, 188

indecisão, 46–50

Cagões, 22, 55, 92, 103, 188

Compulsivos por Agradar,
22, 34, 92, 116, 168, 199

Superadores, 22, 55,
92, 116, 188

Ovelhas premiadas,
44–51, 70–74

P

Permissão, 166–170

Perspectiva de dizer
não, 193–200

Política pessoal, 46, 71

Portões do Infernão, 45–52

Pré-convites, 121–125

Protótipos para dizer não, 34

Não na Lata, 117, 159,
170, 200, 263

Não Poderoso, 129–133

Não por Enquanto, 190–194

Não Proativo, 129, 219

Não Profissional,
176, 190, 205

Não Substitutivo, 117,
146, 204, 242

Não Treinado, 153–157

O Não na Lata, 34–38

O Não Poderoso, 40, 76

O Não por Enquanto, 35–39

O Não Profissional, 37–41

O Não Substitutivo, 38–42

Q

Qualidade de vida, 204–211

R

Recompensas da recusa, 176–180

Reiterar limites, 43–50

Reunião casual, 123–127

Revelação de seus gatilhos, 126–130

Riscos, 201

risco calculado, 58–65

riscos do consentimento, 176–183

S

Saia da sua cabeça, 106–110

Sair pela Tangente, 54–61

Saúde mental, 10, 192

Script mental, 59–63

Se manter firme após dizer não, 109–113

Senso de obrigação, 115–119

Sexo e consentimento, 171–178

T

Temperos de elogio, 269–273

Teoria do Não, 69, 100

Território passivo-agressivo, 110–114

Troca de Benesses (TDB), 215–222

Tutorial rápido, 176–180

U

União Demais, 252–256

Z

Zona de conforto, 158, 214

Zona do Não, 18–23

CONHEÇA OUTROS LIVROS DA ALTA LIFE

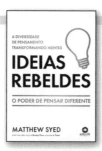
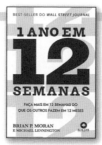
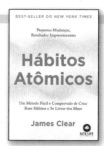
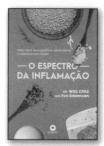
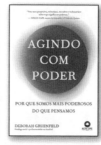
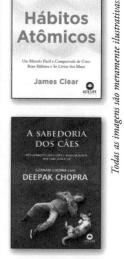
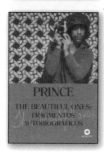
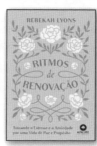
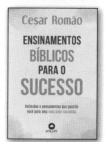

Todas as imagens são meramente ilustrativas.

CATEGORIAS
Negócios - Nacionais - Comunicação - Guias de Viagem - Interesse Geral - Informática - Idiomas

SEJA AUTOR DA ALTA BOOKS!

Envie a sua proposta para: autoria@altabooks.com.br

Visite também nosso site e nossas redes sociais para conhecer lançamentos e futuras publicações!

www.altabooks.com.br

ALTA BOOKS
E D I T O R A

/altabooks • /altabooks • /alta_books

ROTAPLAN
GRÁFICA E EDITORA LTDA

Rua Álvaro Seixas, 165
Engenho Novo - Rio de Janeiro
Tels.: (21) 2201-2089 / 8898
E-mail: rotaplanrio@gmail.com